U0201720

临床妇儿诊疗技术

刘美红　李志新　杨　慧　徐学红

王安迪　崔利华　康子霞　李祥敏　编著

汕頭大學出版社

图书在版编目(CIP)数据

临床妇儿诊疗技术 / 刘美红等编著. -- 汕头：汕头大学出版社, 2024. 6. -- ISBN 978-7-5658-5319-7

Ⅰ. R711;R72

中国国家版本馆 CIP 数据核字第 2024Y6H224 号

临床妇儿诊疗技术

LINCHUANG FUER ZHENLIAO JISHU

编　　著：刘美红　李志新　杨　慧　徐学红　王安迪　崔利华　康子霞　李祥敏

责任编辑：郑舜钦

责任技编：黄东生

封面设计：钟晓图

出版发行：汕头大学出版社

　　　　　广东省汕头市大学路 243 号汕头大学校园内　　邮政编码：515063

电　　话：0754-82904613

印　　刷：廊坊市海涛印刷有限公司

开　　本：710 mm×1000 mm　1/16

印　　张：9.75

字　　数：200 千字

版　　次：2024 年 6 月第 1 版

印　　次：2024 年 7 月第 1 次印刷

定　　价：98.00 元

ISBN 978-7-5658-5319-7

《临床妇儿诊疗技术》编委会

前　言

　　妇幼临床工作是一项高技术、高难度、高风险的职业，作为一名妇产科和儿科医务工作人员，每时每刻面临着本科常见病症，及时果断做出正确处理提高治愈率、降低伤残病死率，这是我们义不容辞的神圣职责，又是我们必须面对的严峻考验。为总结交流经验，促进妇产科和儿科医疗保健护理工作迅速、健康地发展，参阅大量国内外文献，并结合自己的临床经验，编写了《临床妇儿诊疗技术》一书。

　　本书主要有妇产科和儿科两部分：妇产科内容包括妇科病史采集及检查，外阴色素减退性疾病，外阴及阴道炎症，子宫颈炎症，盆腔炎性疾病及生殖器结核，子宫内膜异位症与子宫腺肌病；儿科内容包括儿科疾病诊治原则，新生儿疾病，消化系统疾病，呼吸系统疾病。每章详细介绍了妇产科和儿科常见病的病因、临床表现、诊断、鉴别诊断、治疗。

　　本书内容丰富，实用新颖，具有科学性、先进性、准确性、实用性和可读性等特点，可供妇产科和儿科医护人员、医学院校师生参考使用。

　　在本书编写过程中，参考了很多专家学者的的论文和著作，在此深表感谢，由于时间仓促，书中难免有不足之处，敬请读者批评指正。

作　者
2024 年 2 月

目　录

第一章 妇科病史采集及检查

病史采集和体格检查是诊断疾病的主要依据，也是妇科临床实践的基本技能。妇科检查更是妇科所特有的检查方法。在书写妇科病历时，不仅要熟悉有关妇科病史的采集方法，还要通过不断临床实践，逐步掌握妇科检查技术。本章除介绍妇科病史的采集和妇科检查方法外，还重点列举妇科疾病常见症状的鉴别要点。

第一节 妇科病史采集

采集病史是医师诊治患者的第一步，也是医患沟通、建立良好医患关系的重要时机。要重视沟通技巧的培养。

一、病史采集方法

为正确判断病情，要细致询问病情和耐心聆听陈述。有效的交流是对患者所患疾病正确评估和处理的基础，能增加患者的满意度和安全感，不仅使采集到的病史完整、准确，也可减少医疗纠纷的发生。采集病史时，应做到态度和蔼、语言亲切。询问病史应有目的性，切勿遗漏关键性的病史内容，以免造成漏诊或误诊。采用启发式提问，但应避免暗示和主观臆测。对危重患者在初步了解病情后，应立即抢救，以免贻误治疗。对外院转诊者，应索阅病情介绍作为重要参考资料。对自己不能口述的危重患者，可询问最了解其病情的家属或亲友。要考虑患者的隐私，遇有不愿说出真情（如性生活史）者，不宜反复追问，可先行体格检查和辅助检查，待明确病情后再予补充。

二、病史内容

（一）一般项目

包括患者姓名、性别、年龄、籍贯、职业、民族、婚姻、住址、入院日期、病史记录日期、病史陈述者、可靠程度。若非患者陈述，应注明陈述者及其与患者的关系。

（二）主诉

指促使患者就诊的主要症状（或体征）与持续时间。要求通过主诉初步估计疾病的大致范围。力求简明扼要，通常不超过 20 字。妇科临床常见症状有外阴瘙痒、阴道流血、白带增多、闭经、不孕、下腹疼痛、下腹包块等。如患者有停经、阴道流血及腹痛 3 种主要症状，应按其发生时间的顺序，将主诉书写为：停经×日，阴道流血×日，腹痛×小时。若患者无任何自觉症状，仅检查时发现子宫肌瘤，主诉应写为：检查发现"子宫肌瘤"×日。

（三）现病史

指患者本次疾病发生、演变和诊疗全过程，为病史的主要组成部分，应以主诉症状为核心，按时间顺序书写。包括起病时间、主要症状特点、有无诱因、伴随症状、发病后诊疗情况及结果，睡眠、饮食、体重及大小便等一般情况的变化，以及与鉴别诊断有关的阳性或阴性资料等。与本次疾病虽无紧密关系，但仍需治疗的其他疾病以及用药情况，可在现病史后另起一段记录。

（四）月经史

包括初潮年龄、月经周期及经期持续时间、经量、经期伴随症状。如 11 岁初潮，周期 28~30 日，持续 4 日，可简写为 $11\dfrac{4}{28\sim30}$。经量可问每日更换卫生巾次数，有无血块，经血颜色，伴随症状包括经期有无不适，有无痛经及疼痛部位、性质、程度以及痛经起始和消失时间。常规询问并记录末次月经（LMP）起始日期及其经量和持续时间，若其流血情况不同于以往正常月经时，还应问准末前次月经（PMP）起始日期。绝经后患者应询问绝经年龄，绝经后有无阴道流血、阴道分泌物增多等。

（五）婚育史

婚次及每次结婚年龄，是否近亲结婚（直系血亲及三代旁系血亲），男方健康状况，有无性病史及双方性生活情况等。有多个性伴侣者，性传播疾病及子宫颈癌的风险增加，应问清性伴侣情况。生育史包括足月产、早产及流产次数以及现存子女数，以 4 个阿拉伯数字顺序表示。如足月产 1 次，无早产，流产 1 次，现存子女 1 人，可记录为 1-0-1-1，或仅用孕 2 产 1（G_2P_1）表示。记录分娩方式，有无难产史，新生儿出生情况，有无产后出血或产褥感染；询问人工流产或自然流产及妊娠终止时间，异位妊娠或葡萄胎及治疗方法，生化妊娠史，末次分娩或流产日期。采用何种避孕措施及其效果，有无阴道炎、盆腔炎史，炎症类型和治疗情况。

（六）既往史

指患者过去的健康和疾病情况。内容包括以往健康状况、疾病史、传染病史、预防接种史（HPV 疫苗接种史）、手术外伤史、输血史、药物过敏史。为避免遗漏，可按全身各系统依次询问。若患过某种疾病，应记录疾病名称、患病时间及诊疗转归。

（七）个人史

生活和居住情况，出生地和曾居住地区，有无烟、酒嗜好。有无毒品使用史。

（八）家族史

父母、兄弟、姐妹及子女健康状况。家族成员有无遗传性疾病（如血友病、白化病等）、可能与遗传有关的疾病（如糖尿病、高血压、乳腺癌、卵巢癌等）及传染病（如结核等）。

第二节　体格检查

体格检查应在采集病史后进行。检查范围包括全身检查、腹部检查和妇科检查。除病情危急外，应按下列先后顺序进行。不仅要记录与疾病有关的重要体征，还要记录有鉴别意义的阴性体征。体格检查完成后，应及时告知患者或家属检查结果。

一、全身检查

常规测量体温、脉搏、呼吸及血压，必要时测量体重和身高。其他检查项目包括患者神志、精神状态、面容、体态、全身发育及毛发分布情况、皮肤、浅表淋巴结（特别是左锁骨上淋巴结和腹股沟淋巴结）、头部器官、颈（注意甲状腺是否肿大）、乳房（注意其发育、皮肤有无凹陷、有无包块、分泌乳汁或液体）、心、肺、脊柱及四肢。

二、腹部检查

为妇科疾病体格检查的重要组成部分，应在妇科检查前进行。视诊观察腹部有无隆起或呈蛙腹状，腹壁有无瘢痕、静脉曲张、妊娠纹、腹壁疝、腹直肌分离等。扪诊腹壁厚度，肝、脾、肾有无增大及压痛，腹部有无压痛、反跳痛和肌紧张，能否扪到包块。扪到包块时，应描述包块部位、大小（以 cm 为单位表示或相当于妊娠月份表示，如"包块相当于妊娠×个月大"）、形状、质地、活动度、表面是否光滑或有高低不平隆起以及有无压痛等。叩诊时注意鼓音和浊音分布范围，有无移动性浊音。必要时听诊了解肠鸣音情况。若合并妊娠，应检查腹围、子宫底高度、胎位、胎心及胎儿大小等。

三、妇科检查

妇科检查，国外一般称盆腔检查，包括外阴、阴道、宫颈、宫体及双侧附件检查。

（一）基本要求

（1）医师应关心体贴患者，做到态度和蔼、语言亲切、检查仔细、动作轻柔。检查前告知患者妇科检查可能引起不适，不必紧张并尽可能放松腹肌。

（2）除尿失禁患者外，检查前应排空膀胱，必要时导尿。大便充盈者应于排便或灌肠后检查。

（3）为避免交叉感染，置于臀部下面的垫单或纸单应一人一换，一次性使用。

（4）患者取膀胱截石位。臀部置于台缘，头部略抬高，两手平放于身旁，以使腹肌松弛。检查者面向患者，立在患者两腿之间。不宜搬动的危重患者，可在病床上检查。

（5）应避免于经期做妇科检查。若为阴道异常流血则必须检查。检查前消毒外阴，使用无菌手套及器械，以防发生感染。

（6）对无性生活史者，禁作阴道窥器检查及双合诊检查，应行直肠-腹部诊。确有检查必要时，应先征得患者及其家属同意后，方可作阴道窥器检查或双合诊检查。

（7）疑有盆腔内病变的腹壁肥厚、高度紧张不合作患者，若双合诊检查不满意时，应行超声检查，必要时可在麻醉下进行检查。

（二）检查方法及步骤

1. 外阴部检查

观察外阴发育及阴毛多少和分布情况（女性型或男性型），有无畸形、皮炎、溃疡、赘生物或肿块，注意皮肤和黏膜色泽或色素减退及质地变化，有无增厚、变薄或萎缩。分开小阴唇，暴露阴道前庭观察尿道口和阴道口。查看尿道口周围黏膜色泽及有无赘生物。无性生活的处女膜一般完整未破，其阴道口勉强可容食指；已有性生活的阴道口能容两指通过；经产妇的处女膜仅余残痕或可见会阴后-侧切瘢痕。检查时还应让患者用力向下屏气，观察有无阴道前后壁膨出、子宫脱垂或尿失禁等。

2. 阴道窥器检查

使用阴道窥器检查阴道和宫颈时，要注意阴道窥器的结构特点。

（1）放置和取出：临床常用鸭嘴形阴道窥器，可以固定，便于阴道内治疗操作。阴道窥器有大小之分，根据阴道宽窄选用。当放置窥器时，应先将其前后两叶前端并合，表面涂润滑剂以利插入，避免损伤。若拟作宫颈细胞学检查或取阴道分泌物作涂片检查时，不应用润滑剂，改用生理盐水润滑，以免影响涂片质量。放置窥器时，检查者用一手拇指、食指将两侧小阴唇分开，另一手将窥器避开敏感的尿道周围区，斜行沿阴道侧后壁缓慢插入阴道内，边推进边将窥器两叶转正并逐渐张开，暴露宫颈、阴道壁及穹隆部，然后旋转窥器，充分暴露阴道各壁。取出窥器前，先将前后叶合拢再沿阴道侧后壁缓慢取出。

（2）视诊：①检查阴道：观察阴道前后壁和侧壁及穹隆黏膜颜色、皱襞多少，是否有阴道隔或双阴道等先天畸形，有无溃疡、赘生物或囊肿等。注意阴道内分泌物量、性质、色泽，有无臭味。阴道分泌物异常者应作滴虫、假丝酵母菌、淋病奈瑟菌及线索细胞等检查。②检查宫颈：暴露宫颈后，观察宫颈大小、颜色、外口形状，有无出血、肥大、糜烂样改变、撕裂、外翻、腺囊肿、息肉、赘生物，宫颈管内有无出血或分泌物。同时可采集宫颈外口鳞-柱交接部脱落细胞作宫颈细胞学检查和 HPV 检测。

3. 双合诊

是妇科检查中最重要的项目。检查者一手的两指或一指放入阴道，另一手在腹部配合检查，称为双合诊。目的在于检查阴道、宫颈、宫体、输卵管、卵巢、宫旁结缔组织以及骨盆腔内壁有无异常。

检查方法：检查者戴无菌手套，一手示、中两指蘸润滑剂，顺阴道后壁轻轻插入，检查阴道通畅度、深度、弹性，有无畸形、瘢痕、肿块及阴道穹隆情况。再扪触宫颈大小、形状、硬度及外口情况，有无接触性出血。随后检查子宫体，将阴道内两指放在宫颈后方，另一手掌心朝下手指平放在患者腹部平脐处，当阴道内手指向上向前方抬举宫颈时，腹部手指往下往后按压腹壁，并逐渐向耻骨联合部位移动，通过内、外手指同时分别抬举和按压，相互协调，即能扪清子宫位置、大小、形状、软硬度、活动度及有无压痛。子宫位置一般是前倾略前屈。"倾"指宫体纵轴与身体纵轴的关系。若宫体朝向耻骨，称为前倾；当宫体朝向骶骨，称为后倾。"屈"指宫体与宫颈间的关系。若两者间的纵轴形成的角度朝向前方，称为前屈，形成的角度朝向后方，称为后屈。扪清子宫后，将阴道内两指由宫颈后方移至一侧穹隆部，尽可能往上向盆腔深部扪触；与此同时，另一手从同侧下腹壁髂嵴水平开始，由上往下按压腹壁，与阴道内手指相互对合，以触摸该侧附件区有无肿块、增厚或压痛。若扪及肿块，应查清其位置、大小、形状、软硬度、活动度、与子宫的关系以及有无压痛等。正常卵巢偶可扪及，触后稍有酸胀感，正常输卵管不能扪及。

4. 三合诊

经直肠、阴道、腹部联合检查，称为三合诊。方法是双合诊结束后，一手食指放入阴道，中指插入直肠，其余检查步骤与双合诊时相同，是对双合诊检查不足的重要补充。通过三合诊能扪清后倾或后屈子宫大小，发现子宫后壁、宫颈旁、直肠子宫陷凹、宫骶韧带和盆腔后部病变，估计盆腔内病变范围，及其与子宫或直肠的关系，特别是癌肿与盆壁间的关系，以及扪诊阴道直肠隔、骶骨前方或直肠内有无病变。所以三合诊在生殖器肿瘤、结核、子宫内膜异位症、炎症的检查时尤显重要。

5. 直肠-腹部诊

检查者一手食指伸入直肠，另一手在腹部配合检查，称为直肠-腹部诊。适用于无性生活史、阴道闭锁或有其他原因不宜行双合诊的患者。

行双合诊、三合诊或直肠-腹部诊时，除应按常规操作外，掌握下述各点有利于检查的顺利进行：①当两手指放入阴道后，患者感疼痛不适时，可单用食指替代双指进行检查；②三合诊时，在将中指伸入肛门时，嘱患者像解大便一样用力向下屏气，使肛门括约肌自动放松，可减轻患者疼痛和不适感；③若患者腹肌紧张，可边检查边与患者交谈，使其张口呼吸而使腹肌放松；④当检查者无法查明盆腔内解剖关系时，继续强行扪诊，不但患者难以耐受，且往往徒劳无益，此时应停止检查。待下次检查时，多能获得满意结果。

（三）记录

妇科检查结束后，应将检查结果按解剖部位先后顺序记录：

1. 外阴

发育情况及婚产式（未婚、已婚未产或经产）。有异常发现时，应详加描述。

2. 阴道

是否通畅，黏膜情况，分泌物量、色、性状及有无气味。

3. 宫颈

大小、硬度，有无糜烂样改变、撕裂、息肉、腺囊肿，有无接触性出血、举痛及摇摆痛等。

4. 宫体

位置、大小、硬度、活动度，表面是否平整、有无突起，有无压痛等。

5. 附件

有无块物、增厚或压痛。若扪及块物，记录其位置、大小、硬度，表面光滑与否，活动度，有无压痛以及与子宫及盆壁关系。左右两侧情况分别记录。

实验室和特殊检查摘录已有的实验室和特殊检查结果，外院检查结果应注明医院名称和检查日期。

第二章　外阴色素减退性疾病

第一节　外阴慢性单纯性苔藓

外阴慢性单纯性苔藓是以外阴瘙痒为主要症状的鳞状上皮细胞良性增生为主的外阴疾病，是最常见的外阴上皮非瘤样病变，可能与外阴潮湿和阴道排出物的刺激有关。

一、病因

病因不明。可分原发性和继发性两种，前者又称特发性，后者可继发于硬化性苔藓、扁平苔藓或其他外阴疾病，和慢性摩擦或搔抓刺激有关。有研究发现病变可能与局部维A酸受体α含量减少有关。

二、病理

巨检可见皮损为红色或白色斑块，或苔藓样。组织学形态缺乏特异性，主要表现为鳞状上皮表层细胞的角化过度和角化不全，棘层细胞增生，真皮浅层纤维化并伴有不等量炎症细胞浸润。上皮细胞层次排列整齐，极性保持，细胞的大小和核形态、染色均正常。

三、临床表现

（一）症状

主要为外阴瘙痒，多难耐受而搔抓，搔抓进一步加重皮损，形成所谓的"痒-抓"恶性循环。

（二）体征

病损常位于大阴唇、阴唇间沟、阴蒂包皮及阴唇后联合等处，可为孤立、多发或左右形态对称性病灶。病损早期表现为皮肤暗红或粉红色，加重后则为白色病变。后期则表现为皮肤增厚、色素沉着，皮肤纹理明显，呈苔藓样改变。可有抓痕、皲裂、溃疡等。

四、诊断

根据症状及体征可以作出初步诊断，确诊靠组织学检查。活检应在色素减退区、皲裂、溃疡、硬结、隆起或粗糙处进行，选择不同部位多点取材。活检前先用1%甲苯胺蓝涂抹局部皮肤，干燥后用1%醋酸液擦洗脱色，在不脱色区活检。

五、鉴别诊断

慢性单纯性苔藓应与白癜风、白化病、特异性外阴炎、外阴上皮内病变及癌等相鉴别。若外阴病变边界分明、表面光滑润泽、质地正常，无自觉症状者为白癜风。身体其他部位发现多个相同白色病变，应考虑白化病。外阴皮肤增厚，发白或发红，伴有瘙痒且阴道分泌物增多应首先排除假丝酵母菌病、滴虫性阴道炎等，分泌物中可查见病原体，炎症治愈后白色区域逐渐消失。外阴皮肤出现对称性发红、增厚，伴有严重瘙痒，但无分泌物增多者，可能为糖尿病所致外阴炎。若伴有长期不愈的溃疡，应尽早活检送病理检查以排除外阴癌。

六、治疗

（一）一般治疗

保持局部皮肤清洁干燥，不食辛辣、过敏食物。不用刺激性药物或肥皂清洗外阴，忌穿不透气的化纤内裤。对瘙痒症状明显以致紧张、失眠者，可加用镇静、安眠和抗过敏药物。

（二）药物治疗

局部应用皮质激素药物控制瘙痒，可选用0.025%氟轻松软膏、0.01%曲安奈德软膏，涂搽病变部位，每日3～4次。长期使用类固醇药物可使局部皮肤萎缩，故当瘙痒症状缓解后，停用高效类固醇药物，改用作用轻微的1%～2%氢化可的松软膏，每日1～2次，维持治疗6周。局部用药前可先用温水坐浴，每日2～3次，每次10～15分钟，可使皮肤软化、促进药物吸收、缓解瘙痒症状。症状控制后，增厚的皮肤仍需较长时间才能有明显改善或恢复正常。

（三）物理治疗

局部物理治疗是通过去除局部异常上皮组织和破坏真皮层神经末梢，从而阻断瘙痒和搔抓所引起的恶性循环，适用于对症状严重或药物治疗无效者。常用方法：①聚焦超声；②CO_2激光或氦氖激光；③其他：波姆光、液氮冷冻等。聚焦超声的长期疗效及优化参数有待进一步观察研究。激光治疗有破坏性小、愈合后瘢痕组织较少的优点，但其远期复发率仍与手术切除相当。

（四）手术治疗

外阴慢性单纯性苔藓的恶变率很低，手术治疗影响外观及局部功能，且有远期复发可能，故一般不采用手术治疗，仅适用于：①反复药物、物理治疗无效；②出现不典型增生或有恶变可能者。

第二节　外阴硬化性苔藓

外阴硬化性苔藓以外阴、肛周皮肤变薄、色素减退呈白色病变为主要特征，属于 2006 年 ISSVD 分类中的苔藓样型或硬化型亚型。

一、病因

病因不明，可能相关的因素有：①自身免疫：约21%患者合并自身免疫性相关性疾病；②感染；③遗传：有报道可有家族史，但尚未发现特异基因；④性激素缺乏：有患者血清二氢睾酮及雄烯二酮低于正常，临床睾酮药物治疗有效。

二、病理

巨检皮损呈白色。镜下可见表皮变薄、过度角化及黑色素细胞减少，上皮脚变钝或消失；真皮浅层早期水肿，后期胶原纤维化形成均质化带，其下伴带状淋巴细胞浸润；基底层细胞水肿，黑色素细胞减少。少数病例伴有炎症和溃疡。2%～5%的病例有恶变可能，主要为非 HPV 相关鳞癌。

三、临床表现

硬化性苔藓可发生于任何年龄，但以 40 岁左右妇女多见，其次为幼女。

（一）症状

主要为病损区瘙痒、性交痛及外阴烧灼感，程度较慢性单纯性苔藓患者轻，晚期可出现性交困难。幼女患者瘙痒症状多不明显，可在排尿或排便后感外阴或肛周不适。

（二）体征

病损区常位于大阴唇、小阴唇、阴蒂包皮、阴唇后联合及肛周，多呈对称性。一般不累及阴道黏膜。早期皮肤红肿，出现粉红、象牙白色或有光泽的多角形小丘疹，丘疹融合成片后呈紫癜状；若病变发展，出现外阴萎缩，表现为大阴唇变薄、小阴唇变小甚至消失、阴蒂萎缩而其包皮过长；皮肤变白、发亮、皱缩、弹性差，常伴有皲裂及脱皮，病变通常对称，并可累及会阴及肛周而呈蝴蝶状。晚期病变皮肤菲薄、皱缩似卷烟纸或羊皮纸，阴道口挛缩狭窄。由于幼女病变过度角化不似成年人明显，检查见局部皮肤呈珠黄色或与色素沉着点相间形成花斑样，若为外阴及肛周病变，可呈现锁孔状或白色病损坏。多数患者的病变在青春期可自行消失。

四、诊断

根据临床表现可作出初步诊断，确诊靠组织学检查。活检应在皲裂、溃疡、挛缩处进行，应多点活检。

五、鉴别诊断

硬化性苔藓应与白癜风、白化病、老年生理性萎缩相鉴别。

六、治疗

（一）一般治疗

同慢性单纯性苔藓。

（二）药物治疗

局部药物治疗有效率约为80%，多数只能改善症状而不能痊愈，且需要长期用药。常用药物有：①丙酸睾酮：有促进蛋白合成作用，能促使萎缩皮肤恢复正常。2%丙酸睾酮油膏或霜初起每日 2~4 次，连用 3~4 周后改为每日 1~2 次，连用 3 周，然后应用维持量，每日 1 次或每 2 日 1 次。根据治疗反应及症状持续情况决定用药次数及时间。治疗期间密切观察其副作用，一旦出现男性化征象或疗效欠佳时应停药，改用其他药物。瘙痒症状较重者，也可与 1%或 2.5%氢化可的松软膏混合涂搽，症状缓解后可逐渐减量至停用氢化可的松软膏。②黄体酮：0.5%黄体酮油膏，每日 3 次。③糖皮质激素类：可先用 0.05%氯倍他索软膏，最初 1 个月内每日 2 次，继而每日 1 次，连用 2 个月，最后每周 2 次，连用 3 个月，共计 6 个月。凡瘙痒顽固、表面用药无效者可用 5mg 曲安奈德混悬液用 2mL 生理盐水稀释后皮下注射。④免疫治疗：免疫抑制剂可通过刺激皮肤局部的免疫因子产生而发挥作用，如局部炎症细胞因子抑制剂、T 细胞选择性抑制剂他克莫司等。

（三）全身用药

阿维 A 为一种类似维 A 酸的芳香族合成物质，有维持上皮和黏膜正常功能和结构的作用，用于严重的外阴硬化性苔藓。用法：口服 20~30mg/d。另可口服多种维生素。精神紧张、瘙痒症状明显伴失眠者，口服镇静、安眠、抗过敏药物。

（四）物理治疗

同慢性单纯性苔藓。

（五）手术治疗

对病情严重或药物治疗无效者，可行表浅外阴切除，但手术切除复发率高，甚至移植皮肤也可复发。

第三节　其他外阴色素减退性疾病

一、扁平苔藓

扁平苔藓属于 2006 年 ISSVD 分类中的苔藓样型，为细胞免疫异常介导的皮肤病损。可伴随艾滋病、恶性肿瘤、肝硬化、消化性溃疡、乙型病毒性肝炎、丙型病毒性肝炎、溃疡性结肠炎等病。40 岁以上女性常见，主要症状为外阴瘙痒，烧灼感，部分病例无症状。病损外观高度可变，从纤细网格状丘疹到侵蚀性脱屑均可，常出现在外阴和阴道。病变后期，可以出现小阴唇和阴蒂包皮的粘连、色素沉着、阴道口狭窄。确诊依靠组织学检查。局部应用皮质激素，症状缓解率可达94%。口服环孢素也有一定的缓解作用。

二、贝赫切特病

贝赫切特病（Behcet's disease）又称眼-口-生殖器综合征，属于2006年ISSVD分类中的脉管源性病损。以反复发作的口腔黏膜溃疡、外阴溃疡、眼炎或其他皮肤损害为主要特征，可伴有心血管、关节甚至中枢神经系统损害。病因不清，基本病理改变为多系统性血管炎。临床上以20~40岁年轻妇女多见，先出现口腔溃疡，然后外阴溃疡，最后出现眼部病变。溃疡为单个或多个，边界清楚，溃疡愈合后可形成瘢痕。溃疡初发时局部疼痛显著，急性期可有发热、乏力、头痛等全身症状。眼部病变最初表现结膜炎、视网膜炎，晚期可出现眼前房积脓，最后可发生视神经萎缩等，甚至失明。

具备两个主要症状或伴有其他系统症状，并且反复发作，可作出诊断。皮肤穿刺试验阳性有助于确诊。急性期内，白细胞中度增多，红细胞沉降率加快，但溃疡局部病理检查无特异性。治疗主要是对症处理。若溃疡疼痛剧烈，可给予镇静剂或局部麻醉剂止痛。急性期内，给予皮质激素可促进溃疡愈合，若为预防复发，可给予小剂量长期应用。

三、外阴白癜风

外阴白癜风是黑色素细胞被破坏所引起的疾病。病因不明，可能与自身免疫有关。表现为外阴大小不等、形态不一、单发或多发的白色斑片区，外阴白色区周围皮肤往往有色素沉着，故界限分明。病变区皮肤光滑润泽，弹性正常，除外阴外，身体其他部位也可伴发白癜风。患者一般无不适。故除伴发皮炎应按炎症处理外，通常不需治疗。

四、继发性外阴色素减退性疾病

伴发于各种慢性外阴病变，包括糖尿病外阴炎、外阴阴道假丝酵母菌病、外阴擦伤、外阴湿疣等。患者多有局部瘙痒、灼热甚至疼痛等自觉症状，检查可见外阴表皮过度角化，角化表皮常脱屑而呈白色，临床上时常误诊为外阴单纯性苔藓。但通常在原发疾病治愈后，白色区随之消失。若在表皮脱屑区涂以油脂，白色也可减退，可以鉴别诊断。治疗应针对原发疾病进行治疗。此外，还应注意个人卫生，经常保持外阴干燥、清洁。不宜常用肥皂、清洁剂、药物擦洗外阴。

第三章 外阴及阴道炎症

外阴及阴道炎症是妇科最常见疾病，各年龄组均可发病。外阴阴道与尿道、肛门毗邻，局部潮湿，易受污染；生育期妇女性活动较频繁，且外阴阴道是分娩、宫腔操作的必经之道，容易受到损伤及外界病原体的感染；绝经后妇女及婴幼儿雌激素水平低，局部抵抗力下降，也易发生感染。外阴及阴道炎可单独存在，也可两者同时存在。

第一节 非特异性外阴炎

非特异性外阴炎是由物理、化学等非病原体因素所致的外阴皮肤或黏膜炎症。

一、病因

外阴易受经血、阴道分泌物刺激，若患者不注意清洁，或粪瘘患者受到粪便污染刺激、尿瘘患者受到尿液长期浸渍等，均可引起非特异性炎症反应。长期穿紧身化纤内裤或经期长时间使用卫生用品所导致的物理化学刺激，如皮肤黏膜摩擦、局部潮湿、透气性差等，亦可引起非特异性外阴炎。

二、临床表现

外阴皮肤黏膜有瘙痒、疼痛、烧灼感，于活动、性交、排尿及排便时加重。急性炎症期检查见外阴充血、肿胀、糜烂，常有抓痕，严重者形成溃疡或湿疹；慢性炎症时检查可见外阴皮肤增厚、粗糙、皲裂，甚至苔藓样变。

三、治疗

治疗原则为消除病因，保持外阴局部清洁、干燥，对症治疗。

（一）病因治疗

寻找并积极消除病因，改善局部卫生。若发现糖尿病应及时治疗，若有尿瘘、粪瘘应及时行修补。

（二）局部治疗

保持外阴局部清洁、干燥，大小便后及时清洁外阴。可用 0.1%聚维酮碘液或 1∶5000 高锰酸钾液坐浴，每日 2 次，每次 15~30 分钟。坐浴后涂抗生素软膏或中成药药膏。也可选用中药水煎熏洗外阴部，每日 1~2 次。

第二节　前庭大腺炎症

前庭大腺炎症由病原体侵入前庭大腺所致，可分为前庭大腺炎、前庭大腺脓肿和前庭大腺囊肿。生育期妇女多见，幼女及绝经后期妇女少见。

一、病原体

多为混合性细菌感染。主要病原体为葡萄球菌、大肠埃希菌、链球菌、肠球菌。随着性传播疾病发病率的升高，淋病奈瑟菌及沙眼衣原体也成为常见病原体。

病原体侵犯腺管，初期导致前庭大腺导管炎，腺管开口往往因肿胀或渗出物凝聚而阻塞，分泌物积存不能外流，感染进一步加重则形成前庭大腺脓肿。若脓肿消退后，腺管阻塞，脓液吸收后被黏液分泌物所替代，形成前庭大腺囊肿。前庭大腺囊肿可继发感染，形成脓肿，并反复发作。

二、临床表现

前庭大腺炎起病急，多为一侧。初起时局部产生肿胀、疼痛、灼热感，检查见局部皮肤红肿、压痛明显，患侧前庭大腺开口处有时可见白色小点。若感染进一步加重，脓肿形成并快速增大，直径可达 3~6cm，患者疼痛剧烈，行走不便，脓肿成熟时局部可触及波动感。少数患者可能出现发热等全身症状，腹股沟淋巴结可呈不同程度增大。当脓肿内压力增大时，表面皮肤黏膜变薄，脓肿可自行破溃。若破孔大，可自行引流，炎症较快消退而痊愈；若破孔小，引流不畅，则炎症持续存在，并反复发作。

前庭大腺囊肿多为单侧，也可为双侧。若囊肿小且无急性感染，患者一般无自觉症状，往往于妇科检查时方被发现；若囊肿大，可感到外阴坠胀或性交不适。检查见患侧阴道前庭窝外侧肿大，在外阴部后下方可触及无痛性囊性肿物，多呈圆形、边界清楚。

三、治疗

（一）药物治疗

急性炎症发作时，需保持局部清洁，可取前庭大腺开口处分泌物做细菌培养，确定病原体。常选择使用喹诺酮或头孢菌素与甲硝唑联合抗感染。也可口服清热、解毒中药，或局部坐浴。

（二）手术治疗

前庭大腺脓肿需尽早切开引流，以缓解疼痛。切口应选择在波动感明显处，尽量靠低位以便引流通畅，原则上在内侧黏膜面切开，并放置引流条，脓液可送细菌培养。无症状的前庭大腺囊肿可随访观察；对囊肿较大或反复发作者可行囊肿造口术。

第三节　滴虫阴道炎

滴虫阴道炎是由阴道毛滴虫引起的常见阴道炎症，也是常见的性传播疾病。

一、病原体

阴道毛滴虫生存力较强，适宜在温度 $25 \sim 40℃$ 、$pH\ 5.2 \sim 6.6$ 的潮湿环境中生长，在 $pH\ 5.0$ 以下环境中其生长受到抑制。月经前后阴道 pH 发生变化，月经后接近中性，隐藏在腺体及阴道皱襞中的滴虫得以繁殖，滴虫阴道炎常于月经前后发作。滴虫能消耗或吞噬阴道上皮细胞内的糖原，阻碍乳酸生成，使阴道 pH 升高。滴虫能消耗氧，使阴道成为厌氧环境，易致厌氧菌繁殖，约60%患者同时合并细菌性阴道病。阴道毛滴虫还能吞噬精子，影响精子在阴道内存活。滴虫不仅寄生于阴道，还常侵入尿道或尿道旁腺，甚至膀胱、肾盂，可以引发多种症状。

二、传播方式

经性交直接传播是其主要传播方式。滴虫可寄生于男性的包皮皱褶、尿道或前列腺中，男性由于感染滴虫后常无症状，易成为感染源。也可经公共浴池、浴盆、浴巾、游泳池、坐式便器、衣物、污染的器械及敷料等间接传播。

三、临床表现

潜伏期为 4~28 日。25%~50% 患者感染初期无症状。主要症状是阴道分泌物增多及外阴瘙痒，间或出现灼热、疼痛、性交痛等。分泌物典型特点为稀薄脓性、泡沫状、有异味。分泌物灰黄色、黄白色呈脓性是因其中含有大量白细胞，若合并其他感染则呈黄绿色；呈泡沫状、有异味是滴虫无氧酵解碳水化合物，产生腐臭气体所致。瘙痒部位主要为阴道口及外阴。若合并尿道感染，可有尿频、尿痛的症状，有时可有血尿。检查见阴道黏膜充血，严重者有散在出血点，甚至宫颈有出血斑点，形成"草莓样"宫颈；部分无症状感染者阴道黏膜无异常改变。

四、诊断

根据典型临床表现容易诊断，阴道分泌物中找到滴虫即可确诊。最简便的方法是湿片法，取 0.9% 氯化钠温溶液 1 滴放于玻片上，在阴道侧壁取典型分泌物混于其中，立即在低倍光镜下寻找滴虫。显微镜下可见到呈波状运动的滴虫及增多的白细胞被推移。此方法的敏感性为 60%~70%，阴道分泌物智能化检测系统及分子诊断技术可提高滴虫检出率。取分泌物前 24~48 小时避免性交、阴道灌洗或局部用药。取分泌物时阴道窥器不涂润滑剂，分泌物取出后应及时送检并注意保暖，否则滴虫活动力减弱，造成辨认困难。分泌物革兰染色涂片检查会使滴虫活动减弱造成检出率下降。

本病应与需氧菌性阴道炎（aerobic vaginitis，AV）相鉴别，两者阴道分泌物性状相似，稀薄、泡沫状、有异味。主要通过实验室检查鉴别。滴虫阴道炎湿片检查可见滴虫，而 AV 常见的病原菌为 B 族链球菌、葡萄球菌、大肠埃希菌及肠球菌等需氧菌，镜下可见大量中毒白细胞和大量杂菌，乳杆菌减少或消失，阴道分泌物中凝固酶和葡萄糖醛酸苷酶可呈阳性。

此外，因滴虫阴道炎可合并其他性传播疾病，如 HIV、黏液脓性宫颈炎等，诊断时需特别注意。

五、治疗

滴虫阴道炎患者可同时存在尿道、尿道旁腺、前庭大腺多部位滴虫感染，治愈此病需全身用药，并避免阴道冲洗。主要治疗药物为硝基咪唑类药物。

（一）全身用药

初次治疗可选择甲硝唑 2g，单次口服；或替硝唑 2g，单次口服；或甲硝唑 400mg，每日 2 次，连服 7 日。口服药物的治愈率达 90%～95%。服用甲硝唑者，服药后 12～24 小时内避免哺乳；服用替硝唑者，服药后 3 日内避免哺乳。

（二）性伴侣的治疗

滴虫阴道炎主要由性行为传播，性伴侣应同时进行治疗，并告知患者及性伴侣治愈前应避免无保护性行为。

（三）随访及治疗失败的处理

由于滴虫阴道炎患者再感染率很高，最初感染 3 个月内需要追踪、复查。若治疗失败，对甲硝唑 2g 单次口服者，可重复应用甲硝唑 400mg，每日 2 次，连服 7 日；或替硝唑 2g，单次口服。对再次治疗后失败者，可给予甲硝唑 2g，每日 1 次，连服 5 日或替硝唑 2g，每日 1 次，连服 5 日。为避免重复感染，对密切接触的用品如内裤、毛巾等建议高温消毒。

（四）妊娠期滴虫阴道炎的治疗

妊娠期滴虫阴道炎可导致胎膜早破、早产以及低出生体重儿等不良妊娠结局。妊娠期治疗的目的主要是减轻患者症状。目前对甲硝唑治疗能否改善滴虫阴道炎的不良妊娠结局尚无定论。治疗方案为甲硝唑 400mg，每日 2 次，连服 7 日。甲硝唑虽可透过胎盘，但未发现妊娠期应用甲硝唑会增加胎儿畸形或机体细胞突变的风险。但替硝唑在妊娠期应用的安全性尚未确定，应避免应用。

第四节　　外阴阴道假丝酵母菌病

外阴阴道假丝酵母菌病（vulvovaginal candidiasis，VVC）曾称念珠菌性阴道炎，是由假丝酵母菌引起的常见外阴阴道炎症。

一、病原体及诱发因素

80%～90%病原体为白假丝酵母菌，10%～20%为光滑假丝酵母菌、近平滑假丝酵母菌、热带假丝酵母菌等。假丝酵母菌适宜在酸性环境中生长，其阴道 pH 通常<4.5。假丝酵母菌对热的抵抗力不强，加热至60℃，1 小时即死亡；但对干燥、日光、紫外线及化学制剂等因素的抵抗力较强。白假丝酵母菌为双相菌，有酵母相和菌丝相。酵母相为孢子，在无症状寄居及传播中起作用；菌丝相为孢子伸长形成假菌丝，具有侵袭组织的能力。发病的常见诱因有：长期应用广谱抗生素、妊娠、糖尿病、大量应用免疫抑制剂以及接受大量雌激素治疗等，胃肠道假丝酵母菌感染者粪便污染阴道、穿紧身化纤内裤及肥胖使外阴局部温度与湿度增加，也是发病的影响因素。

二、传播途径

主要为内源性传染，假丝酵母菌作为机会致病菌，除阴道外，也可寄生于人的口腔、肠道，这 3 个部位的假丝酵母菌可互相传染，也可通过性交直接传染。少部分患者通过接触感染的衣物间接传染。

三、临床表现

主要表现为外阴阴道瘙痒、阴道分泌物增多。外阴阴道瘙痒症状明显，持续时间长，严重者坐立不安，以夜晚更加明显。部分患者有外阴部灼热痛、性交痛以及排尿痛，尿痛是排尿时尿液刺激水肿的外阴所致。阴道分泌物的特征为白色稠厚，呈凝乳状或豆腐渣样。妇科检查可见外阴红斑、水肿，可伴有抓痕，严重者可见皮肤皲裂、表皮脱落。阴道黏膜红肿、小阴唇内侧及阴道黏膜附有白色块状物，擦除后露出红肿黏膜面，急性期还可见到糜烂及浅表溃疡。

外阴阴道假丝酵母菌病可分为单纯性 VVC 和复杂性 VVC，后者占

10%~20%。单纯性 VVC 包括非孕期妇女发生的散发性、白假丝酵母菌所致的轻或中度 VVC；复杂性 VVC 包括非白假丝酵母菌所致的 VVC、重度 VVC、复发性 VVC、妊娠期 VVC 或其他特殊患者如未控制的糖尿病、免疫低下者所患 VVC。

四、诊断

对有阴道炎症症状或体征的妇女，若在阴道分泌物中找到假丝酵母菌的芽生孢子或假菌丝即可确诊。可用湿片法或革兰染色检查分泌物中的芽生孢子和假菌丝。湿片法多采用 10%氢氧化钾溶液，可溶解其他细胞成分，提高假丝酵母菌检出率。对于有症状而多次湿片法检查为阴性或治疗效果不好的难治性 VVC 病例，可采用培养法同时行药敏试验。

VVC 合并细菌性阴道病、滴虫阴道炎是常见的阴道混合性感染的类型，实验室检查可见到两种或以上致病微生物。pH 测定具有鉴别意义，若 VVC 患者阴道分泌物 pH>4.5，需要特别注意存在混合感染的可能性，尤其是合并细菌性阴道病的混合感染。

本病症状及分泌物性状与细胞溶解性阴道病（cytolytic vaginosis，CV）相似，应注意鉴别。CV 主要由乳杆菌过度繁殖，pH 过低，导致阴道鳞状上皮细胞溶解破裂而引起相应临床症状的一种疾病。常见临床表现为外阴瘙痒、阴道烧灼样不适，阴道分泌物性质为黏稠或稀薄的白色干酪样。两者主要通过实验室检查鉴别，VVC 镜下可见到芽生孢子及假菌丝，而 CV 可见大量乳杆菌和上皮溶解后细胞裸核。

五、治疗

消除诱因，根据患者情况选择局部或全身抗真菌药物，以局部用药为主。

（一）消除诱因

及时停用广谱抗生素、雌激素等药物，积极治疗糖尿病。患者应勤换内裤，用过的毛巾等生活用品用开水烫洗。

（二）单纯性 VVC

常采用唑类抗真菌药物。

1. 局部用药

可选用下列药物放置于阴道深部：①克霉唑制剂，1 粒（500mg），单次用药；或每晚 1 粒（150mg），连用 7 日；②咪康唑制剂，每晚 1 粒（200mg），连用 7 日；或每晚 1 粒（400mg），连用 3 日；或 1 粒（1200mg），单次用药；③制霉菌素制剂，每晚 1 粒（10 万 U），连用 10~14 日。

2. 全身用药

对未婚妇女及不宜采用局部用药者，可选用口服药物。常用药物：氟康唑 150mg，顿服。

（三）复杂性 VVC

1. 重度 VVC

在单纯性 VVC 治疗的基础上延长多一个疗程的治疗时间。若为口服或局部用药一日疗法的方案，则在 72 小时后加用 1 次；若为局部用药 3~7 日的方案，则延长为 7~14 日。

2. 复发性外阴阴道假丝酵母菌病

1 年内有症状并经真菌学证实的 VVC 发作 4 次或以上，称为复发性外阴阴道假丝酵母菌病。治疗重点在于积极寻找并去除诱因，预防复发。抗真菌治疗方案分为强化治疗与巩固治疗，根据培养和药物敏感试验选择药物。在强化治疗达到真菌学治愈后，给予巩固治疗半年。强化治疗方案即在单纯性 VVC 治疗的基础上延长多 1~2 个疗程的治疗时间。巩固治疗目前国内外尚无成熟方案，可口服氟康唑 150mg，每周 1 次，连续 6 个月；也可根据复发规律，每月给予一个疗程局部用药，连续 6 个月。

在治疗前建议作阴道分泌物真菌培养同时行药敏试验。治疗期间定期复查监测疗效，并注意药物副作用，一旦出现肝功能异常等副作用，立即停药，待副作用消失更换其他药物。

3. 妊娠期 VVC

以局部用药为主，以小剂量长疗程为佳，禁用口服唑类抗真菌药物。

（四）注意事项

无需对性伴侣进行常规治疗。有龟头炎症者，需要进行假丝酵母菌检查及治疗，以预防女性重复感染。男性伴侣包皮过长者，需要每天清洗，建议择期手术。症状反复发作者，需考虑阴道混合性感染及非白假丝酵母菌病的可能。

（五）随访

在治疗结束的7~14日，建议追踪复查。若症状持续存在或治疗后复发，可作真菌培养同时行药敏试验。对复发性外阴阴道假丝酵母菌病患者在巩固治疗的第3个月及6个月时，建议进行真菌培养。

第五节 细菌性阴道病

细菌性阴道病是阴道内正常菌群失调所致的以带有鱼腥臭味的稀薄阴道分泌物增多为主要表现的混合感染。

一、病因

正常阴道菌群以乳杆菌占优势。若产生 H_2O_2 的乳杆菌减少，阴道 pH 升高，阴道微生态失衡，其他微生物大量繁殖，主要有加德纳菌，还有其他厌氧菌，如动弯杆菌、普雷沃菌、紫单胞菌、类杆菌、消化链球菌等，以及人型支原体感染，导致细菌性阴道病。促使阴道菌群发生变化的原因仍不清楚，可能与频繁性交、反复阴道灌洗等因素有关。

二、临床表现

带有鱼腥臭味的稀薄阴道分泌物增多是其临床特点，可伴有轻度外阴瘙痒或烧灼感，性交后症状加重。分泌物呈鱼腥臭味，是厌氧菌产生的胺类物质（尸胺、腐胺、三甲胺）所致。10%~40%患者无临床症状。检查阴道黏膜无明显充血等炎症表现。分泌物呈灰白色、均匀一致、稀薄状，常黏附于阴道壁，但容易从阴道壁拭去。

三、诊断

主要采用 Amsel 临床诊断标准，下列4项中具备3项，即可诊断为细菌性阴道病，多数认为线索细胞阳性为必备条件。

（1）线索细胞阳性。取少许阴道分泌物放在玻片上，加1滴0.9%氯化钠溶液混合，于高倍显微镜下寻找线索细胞。镜下线索细胞数量占鳞状上皮细胞比例大于20%，可以诊断细菌性阴道病。线索细胞即为表面黏附了大量细小颗粒的阴道脱落鳞状上皮细胞，这些细小颗粒为加德纳菌及其他厌氧菌，使得高倍显微镜下所见的鳞状上皮细胞表面毛糙、模糊、边界不清，边缘呈锯齿状。

（2）匀质、稀薄、灰白色阴道分泌物，常黏附于阴道壁。

（3）阴道分泌物 pH>4.5。

（4）胺试验阳性. 取阴道分泌物少许放在玻片上，加入 10%氢氧化钾溶液 1~2 滴，产生烂鱼肉样腥臭气味，系因胺遇碱释放氨所致。

除上述临床诊断标准外，还可应用 Nugent 革兰染色评分，根据阴道分泌物的各种细菌相对浓度进行诊断。目前有研究显示厌氧菌预成酶的检测有助于细菌性阴道病的辅助诊断，大部分患者唾液酸苷酶阳性。细菌性阴道病由阴道微生物菌群失调造成，因此细菌培养在诊断中意义不大。

四、治疗

治疗选用抗厌氧菌药物，主要有甲硝唑、替硝唑、克林霉素。甲硝唑可抑制厌氧菌生长而不影响乳杆菌生长，是较理想的治疗药物。

（一）全身用药

首选为甲硝唑 400mg，口服，每日 2 次，共 7 日；其次为替硝唑 2g，口服，每日 1 次，连服 3 日；或替硝唑 1g，口服，每日 1 次，连服 5 日；或克林霉素 300mg，口服，每日 2 次，连服 7 日。不推荐使用甲硝唑 2g 顿服。

（二）局部用药

甲硝唑制剂 200mg，每晚 1 次，连用 7 日；或 2%克林霉素软膏阴道涂抹，每次 5g，每晚 1 次，连用 7 日。哺乳期以选择局部用药为宜。

（三）注意事项

①BV 可能导致子宫内膜炎、盆腔炎性疾病及子宫切除后阴道残端感染，准备进行宫腔手术操作或子宫切除的患者即使无症状也需要接受治疗；②BV 与绒毛膜羊膜炎、胎膜早破、早产、产后子宫内膜炎等不良妊娠结局有关，有症状的妊娠期患者均应接受治疗；③细菌性阴道病复发者可选择与初次治疗不同的抗厌氧菌药物，也可试用阴道乳杆菌制剂恢复及重建阴道的微生态平衡。

第六节　萎缩性阴道炎

萎缩性阴道炎为雌激素水平降低、局部抵抗力下降引起的、以需氧菌感染为主的阴道炎症。常见于自然绝经或人工绝经后的妇女，也可见于产后闭经、接受药物假绝经治疗者。

一、病因

绝经后妇女因卵巢功能衰退或缺失，雌激素水平降低，阴道壁萎缩，黏膜变薄，上皮细胞内糖原减少，阴道内 pH 升高（多为 5.0～7.0），嗜酸的乳杆菌不再为优势菌，局部抵抗力降低，以需氧菌为主的其他致病菌过度繁殖，从而引起炎症。

二、临床表现

主要症状为外阴灼热不适、瘙痒，阴道分泌物稀薄，呈淡黄色；感染严重者阴道分泌物呈脓血性。可伴有性交痛。检查时见阴道皱襞消失、萎缩、菲薄。阴道黏膜充血，有散在小出血点或点状出血斑，有时见浅表溃疡。

三、诊断

根据绝经、卵巢手术史、盆腔放射治疗史及临床表现，排除其他疾病，可以诊断。阴道分泌物镜检见大量白细胞而未见滴虫、假丝酵母菌等致病菌。萎缩性阴道炎患者因受雌激素水平低落的影响，阴道上皮脱落细胞量少且多为基底层细胞。对有血性阴道分泌物者，应与生殖道恶性肿瘤进行鉴别。对出现阴道壁肉芽组织及溃疡情况者，需行局部活组织检查，与阴道癌相鉴别。

四、治疗

治疗原则为补充雌激素，增加阴道抵抗力；使用抗生素抑制细菌生长。

（一）补充雌激素

补充雌激素主要是针对病因的治疗，以增加阴道抵抗力。雌激素制剂可局部给药，也可全身给药。局部涂抹雌三醇软膏，每日 1～2 次，连用 14 日。口服替勃龙 2.5mg，每日 1 次，也可选用其他雌孕激素制剂连续联合用药。

（二）抑制细菌生长

阴道局部应用抗生素如诺氟沙星制剂 100mg，放于阴道深部，每日 1 次，7~10 日为 1 个疗程。对阴道局部干涩明显者，可应用润滑剂。

第四章　子宫颈炎症

子宫颈炎症是妇科常见疾病之一，包括子宫颈阴道部炎症及子宫颈管黏膜炎症。因子宫颈阴道部鳞状上皮与阴道鳞状上皮相延续，阴道炎症均可引起子宫颈阴道部炎症。由于子宫颈管黏膜上皮为单层柱状上皮，抗感染能力较差，易发生感染。临床多见的子宫颈炎是急性子宫颈管黏膜炎，若急性子宫颈炎未经及时诊治或病原体持续存在，可导致慢性子宫颈炎症。

第一节　急性子宫颈炎

急性子宫颈炎，指子宫颈发生急性炎症，包括局部充血、水肿，上皮变性、坏死，黏膜、黏膜下组织、腺体周围见大量中性粒细胞浸润，腺腔中可有脓性分泌物。急性子宫颈炎可由多种病原体引起，也可由物理因素、化学因素刺激或机械性子宫颈损伤、子宫颈异物伴发感染所致。

一、病因及病原体

急性子宫颈炎的病原体：①性传播疾病病原体：淋病奈瑟菌及沙眼衣原体，主要见于性传播疾病的高危人群；②内源性病原体：部分子宫颈炎发病与细菌性阴道病病原体、生殖支原体感染有关。但也有部分患者的病原体不清楚。沙眼衣原体及淋病奈瑟菌均感染子宫颈管柱状上皮，沿黏膜面扩散引起浅层感染，病变以子宫颈管明显。除子宫颈管柱状上皮外，淋病奈瑟菌还常侵袭尿道移行上皮、尿道旁腺及前庭大腺。

二、临床表现

大部分患者无症状。有症状者主要表现为阴道分泌物增多，呈黏液脓性，阴道分泌物刺激可引起外阴瘙痒及灼热感。此外，可出现经间期出血、性交后出血等症状。若合并尿路感染，可出现尿急、尿频、尿痛。妇科检查见子宫颈充血、水肿、黏膜外翻，有黏液脓性分泌物附着甚至从子宫颈管流出，子宫颈管黏膜质脆，容易诱发出血。若为淋病奈瑟菌感染，因尿道旁腺、前庭大腺受累，可见尿道口、阴道口黏膜充血、水肿以及多量脓性分泌物。

三、诊断

出现两个特征性体征之一、显微镜检查子宫颈或阴道分泌物白细胞增多，可做出急性子宫颈炎症的初步诊断。子宫颈炎症诊断后，需进一步做沙眼衣原体和淋病奈瑟菌的检测。

（一）特征性体征

两个特征性体征，具备一个或两个同时具备：

（1）于子宫颈管或子宫颈管棉拭子标本上，肉眼见到脓性或黏液脓性分泌物。

（2）用棉拭子擦拭子宫颈管时，容易诱发子宫颈管内出血。

（二）白细胞检测

子宫颈管分泌物或阴道分泌物中白细胞增多，后者需排除引起白细胞增多的阴道炎症。

（1）子宫颈管脓性分泌物涂片作革兰染色，中性粒细胞>30/高倍视野。

（2）阴道分泌物湿片检查白细胞>10/高倍视野。

（三）病原体检测

应作沙眼衣原体和淋病奈瑟菌的检测，以及有无细菌性阴道病及滴虫阴道炎。检测淋病奈瑟菌常用的方法有：①分泌物涂片革兰染色，查找中性粒细胞中有无革兰阴性双球菌，由于子宫颈分泌物涂片的敏感性、特异性差，不推荐用于女性淋病的诊断方法；②淋病奈瑟菌培养，为诊断淋病的"金标准"方法；③核酸检测，包括核酸杂交及核酸扩增，尤其核酸扩增方法诊断淋病奈瑟菌感染的敏感性、特异性高。检测沙眼衣原体常用的方法有：①衣原体培养，因其方法复杂，临床少用；②酶联免疫吸附试验检测沙眼衣原体抗原，为临床常用的方法；③核酸检测，包括核酸杂交及核酸扩增，尤以后者为检测沙眼衣原体感染敏感、特异的方法。但应做好质量控制，避免污染。

若子宫颈炎症进一步加重，可导致上行感染，因此对子宫颈炎患者应注意有无上生殖道感染。

四、治疗

主要为抗生素药物治疗。可根据不同情况采用经验性抗生素治疗及针对病原体的抗生素治疗。

（一）经验性抗生素治疗

对有以下性传播疾病高危因素的患者（如年龄小于 25 岁，多性伴或新性伴，并且为无保护性性交或性伴患 STD），在未获得病原体检测结果前，可采用经验性抗生素治疗，方案为阿奇霉素 1g 单次顿服；或多西环素 100mg，每日 2 次，连服 7 日。

（二）针对病原体的抗生素治疗

对于获得病原体者，选择针对病原体的抗生素。

1. 单纯急性淋病奈瑟菌性子宫颈炎

主张大剂量、单次给药，常用药物有头孢菌素及头孢霉素类药物，前者如头孢曲松钠 250mg，单次肌内注射；或头孢克肟 400mg，单次口服；也可选择头孢唑肟 500mg，肌内注射；头孢噻肟钠 500mg，肌内注射；后者如头孢西丁 2g，肌内注射，加用丙磺舒 1g 口服；另可选择氨基糖苷类抗生素中的大观霉素 4g，单次肌内注射。

2. 沙眼衣原体感染所致子宫颈炎

治疗药物主要有：①四环素类：如多西环素 100mg，每日 2 次，连服 7 日；米诺环素 0.1g，每日 2 次，连服 7~10 日；②大环内酯类：主要有阿奇霉素 1g，单次顿服；克拉霉素 0.25g，每日 2 次，连服 7~10 日；红霉素 500mg，每日 4 次，连服 7 日；③氟喹诺酮类-主要有氧氟沙星 300mg，每日 2 次，连服 7 日；左氧氟沙星 500mg，每日 1 次，连服 7 日；莫西沙星 400mg，每日 1 次，连服 7 日。

由于淋病奈瑟菌感染常伴有衣原体感染，因此，若为淋菌性子宫颈炎，治疗时除选用抗淋病奈瑟菌药物外，同时应用抗衣原体感染药物。

3. 合并细菌性阴道病

同时治疗细菌性阴道病，否则将导致子宫颈炎持续存在。

（三）性伴侣的处理

若子宫颈炎患者的病原体为淋病奈瑟菌或沙眼衣原体，应对其性伴进行相应的检查及治疗。

第二节　慢性子宫颈炎

慢性子宫颈炎指子宫颈间质内有大量淋巴细胞、架细胞等慢性炎细胞浸润，可伴有子宫颈腺上皮及间质的增生和鳞状上皮化生。慢性子宫颈炎症可由急性子宫颈炎症迁延而来，也可为病原体持续感染所致，病原体与急性子宫颈炎相似。

一、病理

（一）慢性子宫颈管黏膜炎

由于子宫颈管黏膜皱襞较多，感染后容易形成持续性子宫颈黏膜炎，表现为子宫颈管黏液增多及脓性分泌物，反复发作。

（二）子宫颈息肉

是子宫颈管腺体和间质的局限性增生，并向子宫颈外口突出形成息肉。检查见子宫颈息肉通常为单个，也可为多个，红色，质软而脆，呈舌形，可有蒂，蒂宽窄不一，根部可附在子宫颈外口，也可在子宫颈管内。光镜下见息肉表面被覆高柱状上皮，间质水肿、血管丰富以及慢性炎性细胞浸润。子宫颈息肉极少恶变，但应与子宫的恶性肿瘤鉴别。

（三）子宫颈肥大

慢性炎症的长期刺激导致腺体及间质增生。此外，子宫颈深部的腺囊肿均可使子宫颈呈不同程度肥大，硬度增加。

二、临床表现

慢性子宫颈炎多无症状，少数患者可有持续或反复发作的阴道分泌物增多，淡黄色或脓性，性交后出血，月经间期出血，偶有分泌物刺激引起外阴瘙痒或不适。妇科检查可发现黄色分泌物覆盖子宫颈口或从子宫颈口流出，或在糜烂样改变的基础上同时伴有子宫颈充血、水肿、脓性分泌物增多或接触性出血，也可表现为子宫颈息肉或子宫颈肥大。

三、诊断及鉴别诊断

根据临床表现可初步做出慢性子宫颈炎的诊断，但应注意将妇科检查所发现的阳性体征与子宫颈的常见病理生理改变进行鉴别。

（一）子宫颈柱状上皮异位和子宫颈鳞状上皮内病变

除慢性子宫颈炎外，子宫颈的生理性柱状上皮异位、子宫颈鳞状上皮内病变，甚至早期子宫颈癌也可表现为子宫颈糜烂样改变。生理性柱状上皮异位是阴道镜下描述子宫颈管内的柱状上皮生理性外移至子宫颈阴道部的术语，由于柱状上皮菲薄，其下间质透出而成肉眼所见的红色。子宫颈糜烂样改变只是一个临床征象，可为生理性改变，也可为病理性改变。生理性柱状上皮异位多见于青春期、生育期妇女雌激素分泌旺盛者、口服避孕药或妊娠期，由于雌激素的作用，鳞柱交界部外移，子宫颈局部呈糜烂样改变外观。此外，子宫颈鳞状上皮内病变及早期子宫颈癌也可使子宫颈呈糜烂样改变，因此对于子宫颈糜烂样改变者需进行子宫颈细胞学检查和（或）HPV检测，必要时行阴道镜及活组织检查以除外子宫颈鳞状上皮内病变或子宫颈癌。

（二）子宫颈腺囊肿

子宫颈腺囊肿绝大多数情况下是子宫颈的生理性变化。子宫颈转化区内鳞状上皮取代柱状上皮过程中，新生的鳞状上皮覆盖子宫颈腺管口或伸入腺管，将腺管口阻塞，导致腺体分泌物引流受阻，潴留形成囊肿。子宫颈局部损伤或子宫颈慢性炎症使腺管口狭窄，也可导致子宫颈腺囊肿形成。镜下见囊壁被覆单层扁平、立方或柱状上皮。浅部的子宫颈腺囊肿检查见子宫颈表面突出单个或多个青白色小囊泡，容易诊断。子宫颈腺囊肿通常不需处理。但深部的子宫颈腺囊肿，子宫颈表面无异常，表现为子宫颈肥大，应与子宫颈腺癌鉴别。

（三）子宫恶性肿瘤

子宫颈息肉应与子宫颈的恶性肿瘤以及子宫体的恶性肿瘤相鉴别，因后两者也可呈息肉状，从子宫颈口突出，鉴别方法行子宫颈息肉切除，病理组织学检查确诊。除慢性炎症外，内生型子宫颈癌尤其腺癌也可引起子宫颈肥大，因此对子宫颈肥大者，需行子宫颈细胞学检查，必要时行子宫颈管搔刮术进行鉴别。

四、治疗

（一）慢性子宫颈管黏膜炎

对持续性子宫颈管黏膜炎症，需了解有无沙眼衣原体及淋病奈瑟菌的再次感染、性伴是否已进行治疗、阴道微生物群失调是否持续存在，针对病因给予治疗。对病原体不清者，尚无有效治疗方法。对子宫颈呈糜烂样改变、有接触性出血且反复药物治疗无效者，可试用物理治疗。物理治疗注意事项：①治疗前，应常规行子宫颈癌筛查；②有急性生殖道炎症列为禁忌；③治疗时间应选在月经干净后3日内进行；④物理治疗后有阴道分泌物增多，甚至有大量水样排液，术后1~2周脱痂时可有少许出血；⑤在创面尚未愈合期间（4~8周）禁盆浴、性交和阴道冲洗；⑥物理治疗有引起术后出血，子宫颈狭窄，不孕，感染的可能，治疗后应定期复查，观察创面愈合情况直到痊愈，同时注意有无子宫颈管狭窄。

（二）子宫颈息肉

行息肉摘除术，术后将切除息肉送组织学检查。

（三）子宫颈肥大

一般无需治疗。

第五章　盆腔炎性疾病及生殖器结核

盆腔炎性疾病是常见的女性上生殖道感染性疾病，若未及时处理或处理不彻底，将严重影响妇女的生殖健康。生殖器结核的发病率有升高趋势，需引起足够的重视。

第一节　盆腔炎性疾病

盆腔炎性疾病指女性上生殖道的一组感染性疾病，主要包括子宫内膜炎、输卵管炎、输卵管卵巢脓肿、盆腔腹膜炎。炎症可局限于一个部位，也可同时累及几个部位，以输卵管炎、输卵管卵巢炎最常见。盆腔炎性疾病多发生在性活跃的生育期妇女，初潮前、无性生活和绝经后妇女很少发生盆腔炎性疾病，即使发生也常常是邻近器官炎症的扩散。盆腔炎性疾病若未能得到及时、彻底治疗，可导致不孕、输卵管妊娠、慢性盆腔痛，炎症反复发作，从而严重影响妇女的生殖健康，且增加家庭与社会经济负担。

一、女性生殖道的自然防御功能

女性生殖道的解剖、生理、生化及免疫学特点具有比较完善的自然防御功能，以抵御感染的发生；健康妇女阴道内虽有某些微生物存在，但通常保持生态平衡状态，并不引起炎症。

（一）解剖生理特点

（1）两侧大阴唇自然合拢，遮掩阴道口、尿道口。

（2）由于盆底肌的作用，阴道口闭合，阴道前后壁紧贴，可防止外界污染。阴道正常微生物群尤其是乳杆菌，可抑制其他细菌生长。

（3）子宫颈内口紧闭，子宫颈管黏膜为分泌黏液的单层高柱状上皮所覆盖，黏膜形成皱褶、嵴突或陷窝，从而增加黏膜表面积；子宫颈管分泌大量黏液形成胶冻状黏液栓，成为上生殖道感染的机械屏障。

（4）生育期妇女子宫内膜周期性剥脱，也是消除宫腔感染的有利条件。

（5）输卵管黏膜上皮细胞的纤毛向宫腔方向摆动以及输卵管的蠕动，均有利于阻止病原体侵入。

（二）生化特点

子宫颈黏液栓内含乳铁蛋白、溶菌酶，可抑制病原体侵入子宫内膜。子宫内膜与输卵管分泌液都含有乳铁蛋白、溶菌酶，清除偶尔进入宫腔及输卵管的病原体。

（三）生殖道黏膜免疫系统

生殖道黏膜如阴道黏膜、子宫颈和子宫聚集有不同数量的淋巴细胞，包括 T 细胞、B 细胞。此外，中性粒细胞、巨噬细胞、补体以及一些细胞因子，均在局部有重要的免疫功能，发挥抗感染作用。

当自然防御功能遭到破坏，或机体免疫功能降低、内分泌发生变化或外源性病原体侵入，均可导致炎症发生。

二、病原体及其致病特点

盆腔炎性疾病的病原体有外源性及内源性两个来源，两种病原体可单独存在，但通常为混合感染，可能是外源性的衣原体或淋病奈瑟菌感染造成输卵管损伤后，容易继发内源性的需氧菌及厌氧菌感染。

（一）外源性病原体

主要为性传播疾病的病原体，如沙眼衣原体、淋病奈瑟菌。其他有支原体，包括人型支原体、生殖支原体以及解脲支原体，其中以生殖支原体为主。

（二）内源性病原体

来自原寄居于阴道内的微生物群，包括需氧菌及厌氧菌，可以仅为需氧菌或仅为厌氧菌感染，但以需氧菌及厌氧菌混合感染多见。主要的需氧菌及兼性厌氧菌有金黄色葡萄球菌、溶血性链球菌、大肠埃希菌；厌氧菌有脆弱类杆菌、消化球菌、消化链球菌。厌氧菌感染的特点是容易形成盆腔脓肿、感染性血栓静脉炎，脓液有粪臭并有气泡。70%~80%盆腔脓肿可培养出厌氧菌。

三、感染途径

(一) 沿生殖道黏膜上行蔓延

病原体侵入外阴、阴道后，或阴道内的病原体沿子宫颈黏膜、子宫内膜、输卵管黏膜，蔓延至卵巢及腹腔，是非妊娠期、非产褥期盆腔炎性疾病的主要感染途径。淋病奈瑟菌、沙眼衣原体及葡萄球菌等，常沿此途径扩散。

(二) 经淋巴系统蔓延

病原体经外阴、阴道、子宫颈及宫体创伤处的淋巴管侵入盆腔结缔组织及内生殖器其他部分，是产褥感染、流产后感染及放置宫内节育器后感染的主要感染途径。链球菌、大肠埃希菌、厌氧菌多沿此途径蔓延。

(三) 经血液循环传播

病原体先侵入人体的其他系统，再经血液循环感染生殖器，为结核菌感染的主要途径。

(四) 直接蔓延

腹腔其他脏器感染后，直接蔓延到内生殖器，如阑尾炎可引起右侧输卵管炎。

四、高危因素

了解高危因素利于盆腔炎性疾病的正确诊断及预防。

(一) 年龄

据美国资料，盆腔炎性疾病的高发年龄为 15～25 岁。年轻妇女容易发生盆腔炎性疾病可能与频繁性活动、子宫颈柱状上皮异位、子宫颈黏液机械防御功能较差有关。

(二) 性活动

盆腔炎性疾病多发生在性活跃期妇女，尤其是初次性交年龄小、有多个性伴侣、性交过频以及性伴侣有性传播疾病者。

(三) 下生殖道感染

下生殖道感染如淋病奈瑟菌性子宫颈炎、沙眼衣原体性子宫颈炎以及细菌性阴道病与盆腔炎性疾病的发生密切相关。

（四）子宫腔内手术操作后感染

如刮宫术、输卵管通液术、子宫输卵管造影术、宫腔镜检查等，由于手术所致生殖道黏膜损伤、出血、坏死，导致下生殖道内源性病原体上行感染。

（五）性卫生不良

经期性交，使用不洁月经垫等，均可使病原体侵入而引起炎症。此外，低收入群体不注意性卫生保健，阴道冲洗者盆腔炎性疾病的发生率高。

（六）邻近器官炎症直接蔓延

如阑尾炎、腹膜炎等蔓延至盆腔，病原体以大肠埃希菌为主。

（七）盆腔炎性疾病再次急性发作

盆腔炎性疾病所致的盆腔广泛粘连、输卵管损伤、输卵管防御能力下降，容易造成再次感染，导致急性发作。

五、病理及发病机制

（一）急性子宫内膜炎及子宫肌炎

子宫内膜充血、水肿，有炎性渗出物，严重者内膜坏死、脱落形成溃疡。镜下见大量白细胞浸润，炎症向深部侵入形成子宫肌炎。

（二）急性输卵管炎、输卵管积脓、输卵管卵巢脓肿

急性输卵管炎症因病原体传播途径不同而有不同的病变特点。

1. 炎症经子宫内膜向上蔓延

首先引起输卵管黏膜炎，输卵管黏膜肿胀、间质水肿及充血、大量中性粒细胞浸润，严重者输卵管上皮发生退行性变或成片脱落，引起输卵管黏膜粘连，导致输卵管管腔及伞端闭锁，若有脓液积聚于管腔内则形成输卵管积脓。淋病奈瑟菌及大肠埃希菌、类杆菌以及普雷沃菌，除直接引起输卵管上皮损伤外，其细胞壁脂多糖等内毒素引起输卵管纤毛大量脱落，导致输卵管运输功能减退、丧失。因衣原体的热休克蛋白与输卵管热休克蛋白有相似性，感染后引起的交叉免疫反应可损伤输卵管，导致严重输卵管黏膜结构及功能破坏，并引起盆腔广泛粘连。

2. 病原菌通过子宫颈的淋巴播散

通过宫旁结缔组织，首先侵及浆膜层，发生输卵管周围炎，然后累及肌层，而输卵管黏膜层可不受累或受累极轻。病变以输卵管间质炎为主，其管腔常可因肌壁增厚受压变窄，但仍能保持通畅。轻者输卵管仅有轻度充血、肿胀、略增粗；严重者输卵管明显增粗、弯曲，纤维素性脓性渗出物增多，造成与周围组织粘连。

卵巢很少单独发炎，白膜是良好的防御屏障，卵巢常与发炎的输卵管伞端粘连而发生卵巢周围炎，称为输卵管卵巢炎，习称附件炎。炎症可通过卵巢排卵的破孔侵入卵巢实质形成卵巢脓肿，脓肿壁与输卵管积脓粘连并穿通，形成输卵管卵巢脓肿。输卵管卵巢脓肿可为一侧或两侧，约半数是在可识别的急性盆腔炎性疾病初次发病后形成，另一部分是屡次急性发作或重复感染而形成。输卵管卵巢脓肿多位于子宫后方或子宫、阔韧带后叶及肠管间粘连处，可破入直肠或阴道，若破入腹腔则引起弥漫性腹膜炎。

（三）急性盆腔腹膜炎

盆腔内生殖器发生严重感染时，往往蔓延到盆腔腹膜，表现为腹膜充血、水肿，并有少量含纤维素的渗出液，形成盆腔脏器粘连。当有大量脓性渗出液积聚于粘连的间隙内，可形成散在脓肿；积聚于直肠子宫陷凹处形成盆腔脓肿，较多见。脓肿可破入直肠而使症状突然减轻，也可破入腹腔引起弥漫性腹膜炎。

（四）急性盆腔结缔组织炎

病原体经淋巴管进入盆腔结缔组织而引起结缔组织充血、水肿及中性粒细胞浸润。以宫旁结缔组织炎最常见，开始局部增厚，质地较软，边界不清，以后向两侧盆壁呈扇形浸润，若组织化脓形成盆腔腹膜外脓肿，可自发破入直肠或阴道。

（五）败血症及脓毒败血症

当病原体毒性强、数量多、患者抵抗力降低时，常发生败血症。发生盆腔炎性疾病后，若身体其他部位发现多处炎症病灶或脓肿者，应考虑有脓毒败血症存在，但需经血培养证实。

（六）肝周围炎

指肝包膜炎症而无肝实质损害的肝周围炎。淋病奈瑟菌及衣原体感染均可引起。由于肝包膜水肿，吸气时右上腹疼痛。肝包膜上有脓性或纤维渗出物，早期在肝包膜与前腹壁腹膜之间形成松软粘连，晚期形成琴弦样粘连。5%~10%输卵管炎可出现肝周围炎，临床表现为继下腹痛后出现右上腹痛，或下腹疼痛与右上腹疼痛同时出现。

六、临床表现

可因炎症轻重及范围大小而有不同的临床表现。轻者无症状或症状轻微。常见症状为下腹痛、阴道分泌物增多。腹痛为持续性，活动或性交后加重。若病情严重可出现发热甚至高热、寒战、头痛、食欲缺乏。月经期发病可出现经量增多、经期延长。若有腹膜炎，出现消化系统症状如恶心、呕吐、腹胀、腹泻等。伴有泌尿系统感染可有尿急、尿频、尿痛症状。若有脓肿形成，可有下腹包块及局部压迫刺激症状；包块位于子宫前方可出现膀胱刺激症状，如排尿困难、尿频，若引起膀胱肌炎还可有尿痛等；包块位于子宫后方可有直肠刺激症状，出现腹泻、里急后重感和排便困难。若有输卵管炎的症状及体征，并同时有右上腹疼痛者，应怀疑有肝周围炎。

患者体征差异较大，轻者无明显异常发现，或妇科检查仅发现子宫颈举痛或宫体压痛或附件区压痛。严重病例呈急性病容，体温升高，心率加快，下腹部有压痛、反跳痛及肌紧张，甚至出现腹胀，肠鸣音减弱或消失。妇科检查：阴道可见脓性臭味分泌物；子宫颈充血、水肿，将子宫颈表面分泌物拭净，若见脓性分泌物从子宫颈口流出，说明子宫颈管黏膜或宫腔有急性炎症。子宫颈举痛；宫体稍大，有压痛，活动受限；子宫两侧压痛明显，若为单纯输卵管炎，可触及增粗的输卵管，压痛明显；若为输卵管积脓或输卵管卵巢脓肿，可触及包块且压痛明显，不活动；宫旁结缔组织炎时，可扪及宫旁一侧或两侧片状增厚，或两侧宫骶韧带高度水肿、增粗，压痛明显；若有盆腔脓肿形成且位置较低时，则后穹隆触痛明显，可在子宫直肠陷窝处触及包块，并可有波动感，三合诊检查更有利于了解盆腔脓肿的情况及与邻近器官的关系。

七、诊断

根据病史、症状、体征及实验室检查可做出初步诊断。由于盆腔炎性疾病的临床表现差异较大，临床诊断准确性不高（与腹腔镜相比，阳性预测值为65%~

90%）。理想的盆腔炎性疾病诊断标准，既要敏感性高，能发现轻微病例，又要特异性强，避免非炎症患者应用抗生素。但目前尚无单一的病史、体征或实验室检查，既敏感又特异。由于临床正确诊断盆腔炎性疾病比较困难，而延误诊断又导致盆腔炎性疾病后遗症的发生。

八、鉴别诊断

盆腔炎性疾病应与急性阑尾炎、输卵管妊娠流产或破裂、卵巢囊肿蒂扭转或破裂等急症相鉴别。

九、治疗

主要为抗生素药物治疗，必要时手术治疗。抗生素治疗可清除病原体，改善症状及体征，减少后遗症。经恰当的抗生素积极治疗，绝大多数盆腔炎性疾病能彻底治愈。抗生素的治疗原则：经验性、广谱、及时和个体化。初始治疗往往根据病史、临床表现以及当地的流行病学推断病原体，给予经验性抗生素治疗。由于盆腔炎性疾病的病原体多为淋病奈瑟菌、衣原体以及需氧菌、厌氧菌的混合感染，需氧菌及厌氧菌又有革兰阴性及革兰阳性之分，故抗生素的选择应涵盖以上病原体，选择广谱抗生素或联合用药。根据药敏试验选用抗生素较合理，但通常需在获得实验室结果后才能给予。在盆腔炎性疾病诊断 48 小时内及时用药将明显降低后遗症的发生。具体选用的方案根据医院的条件、患者的病情及接受程度、药物有效性及性价比等综合考虑选择个体化治疗方案。

（一）门诊治疗

若患者一般状况好，症状轻，能耐受口服抗生素，并有随访条件，可在门诊给予非静脉应用（口服或肌内注射）抗生素。

（二）住院治疗

若患者一般情况差，病情严重，伴有发热、恶心、呕吐；或有盆腔腹膜炎；或输卵管卵巢脓肿；或门诊治疗无效；或不能耐受口服抗生素；或诊断不清，均应住院给予抗生素药物治疗为主的综合治疗。

1. 支持疗法

卧床休息，半卧位有利于脓液积聚于直肠子宫陷凹而使炎症局限。给予高热量、高蛋白、高维生素流食或半流食，补充液体，注意纠正电解质紊乱及酸碱失衡。高热时采用物理降温。尽量避免不必要的妇科检查以免引起炎症扩散，有腹胀者应行胃肠减压。

2. 抗生素治疗

给药途径以静脉滴注收效快。

目前由于耐氟喹诺酮类药物淋病奈瑟菌株的出现，氟喹诺酮类药物不作为盆腔炎性疾病的首选药物。若存在以下因素：淋病奈瑟菌地区流行和个人危险因素低、有良好的随访条件、头孢菌素不能应用（对头孢菌素类药物过敏）等，可考虑应用氟喹诺酮类药物，但在开始治疗前，必须进行淋病奈瑟菌的检测。

3. 手术治疗

主要用于抗生素控制不满意的输卵管卵巢脓肿或盆腔脓肿。手术指征有：

（1）脓肿经药物治疗无效：输卵管卵巢脓肿或盆腔脓肿经药物治疗 48~72 小时，体温持续不降，患者中毒症状加重或包块增大者，应及时手术，以免发生脓肿破裂。

（2）脓肿持续存在：经药物治疗病情有好转，继续控制炎症数日（2~3 周），包块仍未消失但已局限化，可手术治疗。

（3）脓肿破裂：突然腹痛加剧，寒战、高热、恶心、呕吐、腹胀，检查腹部拒按或有中毒性休克表现，应怀疑脓肿破裂。若脓肿破裂未及时诊治，死亡率高。因此，一旦怀疑脓肿破裂，需立即在抗生素治疗的同时行手术治疗。

手术可根据情况选择经腹手术或腹腔镜手术，也可行超声或 CT 引导下的穿刺引流。手术范围应根据病变范围、患者年龄、一般状态等全面考虑。原则以切除病灶为主。年轻妇女应尽量保留卵巢功能，以采用保守性手术为主；年龄大、双侧附件受累或附件脓肿屡次发作者，可行全子宫及双附件切除术；对极度衰弱危重患者的手术范围须按具体情况决定，可在超声或 CT 引导下采用经皮引流技术。若盆腔脓肿位置低、突向阴道后穹隆时，可经阴道切开排脓，同时注入抗生素。

（三）中药治疗

主要为活血化瘀、清热解毒药物，如银翘解毒汤、安宫牛黄丸或紫血丹等。

十、性伴侣的治疗

对于盆腔炎性疾病患者出现症状前 60 日内接触过的性伴侣进行检查和治疗。如果最近一次性交发生在 6 个月前，则应对最后的性伴侣进行检查、治疗。在女性盆腔炎性疾病患者治疗期间应避免无保护性性交。

十一、随访

对于抗生素治疗的患者，应在 72 小时内随诊，明确有无临床情况的改善。若抗生素治疗有效，在治疗后的 72 小时内患者的临床表现应有改善，如体温下降，腹部压痛、反跳痛减轻，子宫颈举痛、子宫压痛、附件区压痛减轻。若此期间症状无改善，需进一步检查，重新进行评价，必要时腹腔镜或手术探查。无论其性伴侣接受治疗与否，建议沙眼衣原体和淋病奈瑟菌感染者治疗后 3 个月复查上述病原体。若 3 个月时未复查，应于治疗后 1 年内任意 1 次就诊时复查。

十二、盆腔炎性疾病后遗症

若盆腔炎性疾病未得到及时正确的诊断或治疗，可能会发生盆腔炎性疾病后遗症。主要病理改变为组织破坏、广泛粘连、增生及瘢痕形成，导致：①输卵管增生、增粗，输卵管阻塞；②输卵管卵巢粘连形成输卵管卵巢肿块；③若输卵管伞端闭锁、浆液性渗出物聚集形成输卵管积水或输卵管积脓或输卵管卵巢脓肿的脓液吸收，被浆液性渗出物代替形成输卵管积水或输卵管卵巢囊肿；④盆腔结缔组织表现为主、骶韧带增生、变厚，若病变广泛，可使子宫固定。

（一）临床表现

1. 不孕

输卵管粘连阻塞可致不孕。盆腔炎性疾病后不孕发生率为 20%~30%。

2. 异位妊娠

盆腔炎性疾病后异位妊娠发生率是正常妇女的 8~10 倍。

3. 慢性盆腔痛

炎症形成的粘连、瘢痕以及盆腔充血，常引起下腹部坠胀、疼痛及腰骶部酸痛，常在劳累、性交后及月经前后加剧。文献报道约 20% 急性盆腔炎发作后遗留慢性盆腔痛。慢性盆腔痛常发生在盆腔炎性疾病急性发作后的 4~8 周。

4. 盆腔炎性疾病反复发作

由于盆腔炎性疾病造成的输卵管组织结构破坏，局部防御功能减退，若患者仍处于同样的高危因素，可造成再次感染导致盆腔炎性疾病反复发作。有盆腔炎性疾病病史者，约 25% 将再次发作。

（二）妇科检查

若为输卵管病变，则在子宫一侧或两侧触到呈索条状增粗的输卵管，并有轻度压痛；若为输卵管积水或输卵管卵巢囊肿，则在盆腔一侧或两侧触及囊性肿物，活动多受限；若为盆腔结缔组织病变，子宫常呈后倾后屈，活动受限或粘连固定，子宫一侧或两侧有片状增厚、压痛，宫骶韧带常增粗、变硬，有触痛。

（三）治疗

盆腔炎性疾病后遗症需根据不同情况选择治疗方案。不孕患者，多需要辅助生殖技术协助受孕。对慢性盆腔痛，尚无有效的治疗方法，对症处理或给予中药、理疗等综合治疗，治疗前需排除子宫内膜异位症等其他引起盆腔痛的疾病。盆腔炎性疾病反复发作者，抗生素药物治疗的基础上可根据具体情况，选择手术治疗。输卵管积水者需行手术治疗。

十三、预防

①注意性生活卫生，减少性传播疾病。对沙眼衣原体感染高危妇女（如年龄<25 岁、新的性伙伴、多个性伴侣、性伴侣有性传播疾病、社会地位低）筛查和治疗可减少盆腔炎性疾病发生率。②及时治疗下生殖道感染。虽然细菌性阴道病与盆腔炎性疾病相关，但检测和治疗细菌性阴道病能否降低盆腔炎性疾病发生率，至今尚不清楚。③公共卫生教育，提高公众对生殖道感染的认识及预防感染的重要性。④严格掌握妇科手术指征，做好术前准备，术时注意无菌操作，预防感染。⑤及时治疗盆腔炎性疾病，防止后遗症发生。

第二节　生殖器结核

由结核分枝杆菌引起的女性生殖器炎症，称为生殖器结核，又称结核性盆腔炎。多见于 20~40 岁妇女，也可见于绝经后的老年妇女。近年因耐多药结核、艾滋病的增加以及对结核病控制的松懈，生殖器结核发病率有升高趋势。一旦确诊为生殖器结核，应转诊至结核病专科医院治疗。

一、传染途径

生殖器结核是全身结核的表现之一，常继发于身体其他部位结核如肺结核、肠结核、腹膜结核等，约 10% 肺结核患者伴有生殖器结核。生殖器结核潜伏期很长，可达 1~10 年，多数患者在日后发现生殖器结核时，其原发病灶多已痊愈。生殖器结核常见的传染途径：

（一）血行传播

为最主要的传播途径。青春期时正值生殖器发育，血供丰富，结核菌易借血行传播。结核杆菌感染肺部后，大约 1 年内可感染内生殖器，由于输卵管黏膜有利于结核菌的潜伏感染，结核杆菌首先侵犯输卵管，然后依次扩散到子宫内膜、卵巢，侵犯子宫颈、阴道、外阴者较少。

（二）直接蔓延

腹膜结核、肠结核可直接蔓延到内生殖器。

（三）淋巴传播

较少见。消化道结核可通过淋巴管传播感染内生殖器。

（四）性交传播

极罕见。男性患泌尿系结核，通过性交传播上行感染。

二、病理

（一）输卵管结核

占女性生殖器结核的 90%~100%，即几乎所有的生殖器结核均累及输卵管，双侧性居多，但双侧的病变程度可能不同。输卵管增粗肥大，其伞端外翻如烟斗嘴状是输卵管结核的特有表现；也可表现为伞端封闭，管腔内充满干酪样物质；有的输卵管增粗，管壁内有结核结节；有的输卵管僵直变粗，峡部有多个结节隆起。输卵管浆膜面可见多个粟粒结节，有时盆腔腹膜、肠管表面及卵巢表面也布满类似结节，或并发腹腔积液型结核性腹膜炎。在输卵管管腔内见到干酪样物质，有助于同非结核性炎症相鉴别。输卵管常与其邻近器官如卵巢、子宫、肠曲广泛粘连。

（二）子宫内膜结核

常由输卵管结核蔓延而来，占生殖器结核的 50%~80%。输卵管结核患者约半数同时有子宫内膜结核。早期病变出现在宫腔两侧角，子宫大小、形状无明显变化，随着病情进展，子宫内膜受到不同程度结核病变破坏，最后代以瘢痕组织，可使宫腔粘连变形、缩小。

（三）卵巢结核

占生殖器结核的 20%~30%，主要由输卵管结核蔓延而来，因有白膜包围，通常仅有卵巢周围炎，侵犯卵巢深层较少。少部分卵巢结核由血液循环传播而致，可在卵巢深部形成结节及干酪样坏死性脓肿。

（四）子宫颈结核

常由子宫内膜结核蔓延而来或经淋巴或血液循环传播，较少见，占生殖器结核的 10%~20%。病变可表现为乳头状增生或为溃疡，这时外观易与子宫颈癌混淆。

（五）盆腔腹膜结核

盆腔腹膜结核多合并输卵管结核。根据病变特征不同分渗出型和粘连型。渗出型以渗出为主，特点为腹膜及盆腔脏器浆膜面布满无数大小不等的散在灰黄色结节，渗出物为浆液性草黄色澄清液体，积聚于盆腔，有时因粘连形成多个包裹性囊肿；粘连型以粘连为主，特点为腹膜增厚，与邻近脏器之间发生紧密粘连，粘连间的组织常发生干酪样坏死，易形成瘘管。

三、临床表现

依病情轻重、病程长短而异。有的患者无任何症状，有的患者则症状较重。

（一）不孕

多数生殖器结核因不孕而就诊。在原发性不孕患者中生殖器结核为常见原因之一。由于输卵管黏膜破坏与粘连，常使管腔阻塞；或因输卵管周围粘连，有时管腔尚保持部分通畅，但黏膜纤毛被破坏，输卵管僵硬、蠕动受限，丧失运输功能；子宫内膜结核妨碍受精卵的着床与发育，也可致不孕。

（二）月经失调

早期因子宫内膜充血及溃疡，可有经量过多；晚期因子宫内膜遭不同程度破坏而表现为月经稀少或闭经。多数患者就诊时已为晚期。

（三）下腹坠痛

由于盆腔炎性疾病和粘连，可有不同程度的下腹坠痛，经期加重。

（四）全身症状

若为活动期，可有结核病的一般症状，如发热、盗汗、乏力、食欲缺乏、体重减轻等。轻者全身症状不明显，有时仅有经期发热，但症状重者可有高热等全身中毒症状。

（五）全身及妇科检查

由于病变程度与范围不同而有较大差异，较多患者因不孕行诊断性刮宫、子宫输卵管碘油造影及腹腔镜检查才发现患有盆腔结核，而无明显体征和其他自觉症状。严重盆腔结核常合并腹膜结核，检查腹部时有柔韧感或腹腔积液征，形成包裹性积液时，可触及囊性肿块，边界不清，不活动，表面因有肠管粘连，叩诊空响。子宫一般发育较差，往往因周围有粘连使活动受限。若附件受累，在子宫两侧可触及条索状的输卵管或输卵管与卵巢等粘连形成的大小不等及形状不规则的肿块，质硬、表面不平，呈结节状突起，或可触及钙化结节。

四、诊断

多数患者缺乏明显症状，阳性体征不多，故诊断时易被忽略。为提高确诊率，应详细询问病史，尤其当患者有原发不孕、月经稀少或闭经时；未婚女青年有低热、盗汗、盆腔炎性疾病或腹腔积液时；既往有结核病接触史或本人曾患肺结核、胸膜炎、肠结核时，均应考虑有生殖器结核的可能。下列辅助检查方法，可协助诊断。若能找到病原学或组织学证据即可确诊。常用的辅助诊断方法如下：

（一）子宫内膜病理检查

是诊断子宫内膜结核最可靠的依据。由于经前子宫内膜较厚，若有结核菌，此时阳性率高，故应选择在经前 1 周或月经来潮 6 小时内行刮宫术。术前 3 日及术后 4 日应每日肌内注射链霉素 0.75g 及口服异烟肼 0.3g，以预防刮宫引起结核病灶扩散。由于子宫内膜结核多由输卵管蔓延而来，故刮宫时应注意刮取子宫角部内膜，并将刮出物送病理检查，在病理切片上找到典型结核结节，诊断即可成立，但阴性结果并不能排除结核的可能。若有条件应将部分刮出物或分泌物做结核菌培养。遇有宫腔小而坚硬，无组织物刮出，结合临床病史及症状，也应考虑为子宫内膜结核，并作进一步检查。若子宫颈可疑结核，应做活组织检查确诊。

（二）X 线检查

1. 胸部 X 线摄片

必要时行消化道或泌尿系统 X 线检查，以便发现原发病灶。

2. 盆腔 X 线摄片

发现孤立钙化点，提示曾有盆腔淋巴结结核病灶。

3. 子宫输卵管碘油造影

可能见到下列征象：①宫腔呈不同形态和不同程度狭窄或变形，边缘呈锯齿状；②输卵管管腔有多个狭窄部分，呈典型串珠状或显示管腔细小而僵直；③在相当于盆腔淋巴结、输卵管、卵巢部位有钙化灶；④若碘油进入子宫一侧或两侧静脉丛，应考虑有子宫内膜结核的可能。子宫输卵管造影对生殖器结核的诊断帮助较大，但也有可能将输卵管管腔中的干酪样物质及结核菌带到腹腔，故造影前后应肌内注射链霉素及口服异烟肼等抗结核药物。

（三）腹腔镜检查

能直接观察子宫、输卵管浆膜面有无粟粒结节，并可取腹腔液行结核菌培养，或在病变处做活组织检查。做此项检查时应注意避免肠道损伤。

（四）结核菌检查

取月经血或宫腔刮出物或腹腔液作结核菌检查，常用方法：①涂片抗酸染色查找结核菌；②结核菌培养，此法准确，但结核菌生长缓慢，通常 1~2 个月才能得到结果；③分子生物学方法，如 PCR 技术，方法快速、简便，但可能出现假阳性；④动物接种，方法复杂，需时较长，难以推广。

（五）结核菌素试验

结核菌素试验阳性说明体内曾有结核分枝杆菌感染，若为强阳性说明目前仍有活动性病灶，但不能说明病灶部位，若为阴性一般情况下表示未有过结核分枝杆菌感染。

（六）γ-干扰素释放实验

是诊断结核病的新方法，其原理是当体内曾经受到结核杆菌抗原刺激而致敏的 T 淋巴细胞再次遇到同类抗原时能产生干扰素，可通过检测干扰素浓度或从单细胞水平检测分泌干扰素细胞数目来诊断肺结核及肺外结核，具有很高的敏感性和特异性。

（七）其他

白细胞计数不高，分类中淋巴细胞增多，不同于化脓性盆腔炎性疾病；活动期红细胞沉降率增快，但正常不能除外结核病变，这些化验检查均为非特异性，只能作为诊断参考。

五、鉴别诊断

结核性盆腔炎性疾病应与盆腔炎性疾病后遗症、子宫内膜异位症、卵巢恶性肿瘤，尤其是卵巢上皮性癌鉴别，诊断困难时，可作腹腔镜检查或剖腹探查确诊。

六、治疗

采用抗结核药物治疗为主，休息营养为辅的治疗原则。

（一）抗结核药物治疗

抗结核药物治疗对 90% 女性生殖器结核有效。药物治疗应遵循早期、联合、规律、适量、全程的原则。采用异烟肼、利福平、乙胺丁醇及吡嗪酰胺等抗结核药物联合治疗 6~9 个月，可取得良好疗效。推荐两阶段短疗程药物治疗方案，前 2~3 个月为强化期，后 4~6 个月为巩固期。2010 年 WHO 结核病诊疗指南指出生殖器结核的抗结核药物的选择、用法、疗程参考肺结核病。常用的治疗方案：①强化期 2 个月，每日异烟肼、利福平、吡嗪酰胺及乙胺丁醇四种药物联合应用，后 4 个月巩固期每日连续应用异烟肼、利福平（简称 2HRZE/4H3R3）；或巩固期每周 3 次间歇应用异烟肼、利福平（2HRZE/4H3R3）。②强化期每日异烟肼、利福平、吡嗪酰胺、乙胺丁醇四种药联合应用 2 个月，巩固期每日应用异烟肼、利福平、乙胺丁醇连续 4 个月（2HRZE/4HRE）；或巩固期每周 3 次应用异烟肼、利福平、乙胺丁醇连续 4 个月（2HRZE/4H3R3E3）。第一个方案可用于初次治疗的患者，第二个方案多用于治疗失败或复发的患者。

（二）支持疗法

急性患者至少应休息 3 个月，慢性患者可以从事部分工作和学习，但要注意劳逸结合，加强营养，适当参加体育锻炼，增强体质。

（三）手术治疗

出现以下情况应考虑手术治疗：①盆腔包块经药物治疗后缩小，但不能完全消退；②治疗无效或治疗后又反复发作者，或难以与盆腹腔恶性肿瘤鉴别者；③盆腔结核形成较大的包块或较大的包裹性积液者；④子宫内膜结核严重，内膜破坏广泛，药物治疗无效者。为避免手术时感染扩散，提高手术后治疗效果，手术前后需应用抗结核药物治疗。手术范围根据患者年龄、病变部位而定，年龄大患者手术以全子宫及双侧附件切除术为宜；对年轻妇女应尽量保留卵巢功能；对病变局限于输卵管，而又迫切希望生育者，可行双侧输卵管切除术，保留卵巢及子宫。由于生殖器结核所致的粘连常较广泛而紧密，术前应做好肠道清洁准备，术时应注意解剖关系，避免损伤。

虽然生殖器结核经药物治疗取得良好疗效，但治疗后的妊娠成功率极低，对部分希望妊娠者，可行辅助生殖技术助孕。

第六章　子宫内膜异位症与子宫腺肌病

子宫内膜异位性疾病包括子宫内膜异位症和子宫腺肌病，两者均由具有生长功能的异位子宫内膜所致，临床上常可并存。

第一节　子宫内膜异位症

子宫内膜组织（腺体和间质）出现在子宫体以外的部位时，称为子宫内膜异位症，简称内异症。异位内膜可侵犯全身任何部位，如脐、膀胱、肾、输尿管、肺、胸膜、乳腺，甚至手臂、大腿等处，但绝大多数位于盆腔脏器和壁腹膜，以卵巢、宫骶韧带最常见，其次为子宫及其他脏腹膜、阴道直肠隔等部位，故有盆腔子宫内膜异位症之称。

一、发病率

流行病学调查显示，生育期是内异症的高发时段，其中 76% 在 25~45 岁，与内异症是激素依赖性疾病的特点相符合。近年来发病率呈明显上升趋势，与社会经济状况呈正相关，与剖宫产率增高、人工流产与宫腹腔镜操作增多有关。

二、病因

异位子宫内膜来源至今尚未阐明，目前关于内异症的来源主要有以下 3 种学说。

（一）种植学说

种植学说的传播途径主要包括：

1. 经血逆流

桑普森首先提出经期时子宫内膜腺上皮和间质细胞可随经血逆流，经输卵管进入盆腔，种植于卵巢和邻近的盆腔腹膜，并在该处继续生长、蔓延，形成盆腔内异症，也称为经血逆流学说，许多临床和实验资料均支持这一学说：①70%～90%妇女有经血逆流，在经血或早卵泡期的腹腔液中，均可见存活的内膜细胞；②先天性阴道闭锁或宫颈狭窄等经血排出受阻者发病率高；③动物实验能将经血中的子宫内膜移植于猕猴腹腔内存活生长，形成典型内异症。但该学说无法解释在多数生育期女性中存在经血逆流，但仅少数女性发病，也无法解释盆腔外的内异症。

2. 淋巴及静脉播散

子宫内膜也可以通过淋巴及静脉向远处播散，发生异位种植。不少学者在光镜检查时发现盆腔淋巴管、淋巴结和盆腔静脉中有子宫内膜组织。临床上所见远离盆腔的器官，如肺、四肢皮肤、肌肉等发生内异症，可能就是内膜通过血行和淋巴播散的结果。但该学说无法说明子宫内膜如何通过静脉和淋巴系统，而盆腔外内异症的发病率又极低。

3. 医源性种植

剖宫产术后腹壁切口或分娩后会阴切口出现内异症，可能是手术时将子宫内膜带至切口直接种植所致。此途径在人猿实验中获得证实。

（二）体腔上皮化生学说

该学说认为卵巢表面上皮、盆腔腹膜均由胚胎期具有高度化生潜能的体腔上皮分化而来，在受到持续卵巢激素或经血及慢性炎症的反复刺激后，能被激活转化为子宫内膜样组织。

（三）诱导学说

未分化的腹膜组织在内源性生物化学因素诱导下，可发展成为子宫内膜组织，种植的内膜可以释放化学物质诱导未分化的间充质形成子宫内膜异位组织。此学说是体腔上皮化生学说的延伸，在兔动物实验中已证实，而在人类尚无证据。

内异症的形成可能还与下列因素有关。

1. 遗传因素

内异症具有一定的家族聚集性，某些患者的发病可能与遗传有关。患者一级亲属的发病风险是无家族史者的7倍，人群研究发现单卵双胎姐妹中一方患有内异症时，另一方发生率可达75%。此外，有研究发现内异症与谷胱甘肽转移酶、半乳糖转移酶和雌激素受体的基因多态性有关，提示该病存在遗传易感性。

2. 免疫与炎症因素

免疫调节异常在内异症的发生、发展各环节起重要作用，表现为免疫监视功能、免疫杀伤细胞的细胞毒作用减弱而不能有效清除异位内膜。研究发现，内异症与某些自身免疫性疾病如系统性红斑狼疮有关，患者的IgG及抗子宫内膜抗体明显增加；内异症也与亚临床腹膜炎有关，表现为腹腔液中巨噬细胞、炎性细胞因子、生长因子、促血管生成物质增加。

3. 其他因素

国内学者提出"在位内膜决定论"，认为在位子宫内膜的生物学特性是内异症发生的决定因素，局部微环境是影响因素。内异症患者在位子宫内膜的特性如粘附性、侵袭性、刺激形成血管的能力均强于非内异症患者的在位子宫内膜。环境因素也与内异症之间存在潜在联系。

三、病理

内异症的基本病理变化为异位子宫内膜随卵巢激素变化而发生周期性出血，导致周围纤维组织增生和囊肿、粘连形成，在病变区出现紫褐色斑点或小泡，最终发展为大小不等的紫褐色实质性结节或包块。内异症根据发生的部位不同，分为不同病理类型。

（一）大体病理

1. 卵巢型内异症

卵巢最易被异位内膜侵犯，约80%病变累及一侧，累及双侧占50%。卵巢的异位内膜病灶分为两种类型。①微小病变型：位于卵巢浅表层的红色、蓝色或棕色等斑点或小囊，病灶只有数毫米大小，常导致卵巢与周围组织粘连，手术中刺破后有黏稠咖啡色液体流出。②典型病变型：又称囊肿型。异位内膜在卵巢皮质内生长，形成单个或多个囊肿，称为卵巢子宫内膜异位囊肿。囊肿表面呈灰蓝色，大小不一，直径多在5cm左右，大至10~20cm。因囊肿周期性出血，囊内压力增大，囊壁易反复破裂，破裂后囊内容物刺激腹膜发生局部炎性反应和组织纤维化，导致卵巢与邻近器官、组织紧密粘连，造成囊肿固定、不活动，手术时囊壁极易破裂。这种粘连是卵巢子宫内膜异位囊肿的临床特征之一，可借此与其他出血性卵巢囊肿相鉴别。

2. 腹膜型内异症

分布于盆腔腹膜和各脏器表面，以子宫骶骨韧带、直肠子宫陷凹和子宫后壁下段浆膜最为常见。在病变早期，病灶局部有散在紫褐色出血点或颗粒状散在结节。随病变发展，子宫后壁与直肠前壁粘连，直肠子宫陷凹变浅，甚至完全消失。输卵管内异症多累及管壁浆膜层，累及黏膜者较少。输卵管常与周围组织粘连，可因粘连和扭曲而影响其正常蠕动，严重者可致管腔不通，是内异症导致不孕的原因之一。腹膜型内异症亦分为二型：①色素沉着型：即典型的蓝紫色或褐色腹膜异位结节，术中较易辨认；②无色素沉着型：为异位内膜的早期病变，较色素沉着型更常见，也更具生长活性。表现形式多种多样，依其外观又可分为红色病变和白色病变。无色素沉着病灶发展成典型的病灶需 6~24 个月。

3. 深部浸润型内异症

指病灶浸润深度≥5mm 的内异症，累及部位包括宫骶韧带、直肠子宫陷凹、阴道穹隆、阴道直肠隔、直肠或者结肠壁等，也可侵犯至膀胱壁和输尿管。

4. 其他部位的内异症

包括瘢痕内异症（如腹壁切口、会阴切口等）以及其他少见的远处内异症，如肺、胸膜等部位的内异症。

（二）镜下检查

典型的异位内膜组织在镜下可见子宫内膜腺体、间质、纤维素及出血等成分。无色素型早期异位病灶一般可见到典型的内膜组织，但异位内膜反复出血后，这些组织结构可被破坏而难以发现，出现临床表现极典型而组织学特征极少的不一致现象，约占 24%。出血来自间质内血管，镜下找到少量内膜间质细胞即可确诊内异症。临床表现和术中所见很典型，即使镜下仅能在卵巢囊壁中发现红细胞或含铁血黄素细胞等出血证据，亦应视为内异症。肉眼正常的腹膜组织镜检时发现子宫内膜腺体及间质，称为镜下内异症，发生率10%~15%。

异位内膜组织可随卵巢周期变化而有增殖和分泌改变，但其改变与在位子宫内膜并不一定同步，多表现为增殖期改变。

国内外文献报道子宫内膜异位症恶变的发生率在 1% 左右，主要与卵巢型内异症相关。但由于癌组织可能破坏原发的内异症病灶、病理取材不充分或病理报告不完全都可能导致诊断遗漏，故内异症恶变的准确发生率很可能被低估。内异症恶变的主要组织类型为透明细胞癌和子宫内膜样癌，其发生机制尚未明确。

四、临床表现

内异症的临床表现因人和病变部位的不同而多种多样，症状特征与月经周期密切相关。有25%患者无任何症状。

（一）症状

1. 下腹痛和痛经

疼痛是内异症的主要症状，典型症状为继发性痛经、进行性加重。疼痛多位于下腹、腰骶及盆腔中部，有时可放射至会阴部、肛门及大腿，常于月经来潮时出现，并持续至整个经期。疼痛严重程度与病灶大小不一定成正比，粘连严重的卵巢异位囊肿患者可能并无疼痛，而盆腔内小的散在病灶却可引起难以忍受的疼痛。少数患者可表现为持续性下腹痛，经期加剧。但有27%~40%患者无痛经，因此痛经不是内异症诊断的必需症状。

2. 不孕

内异症患者不孕率高达40%。引起不孕的原因复杂，如盆腔微环境改变影响精卵结合及运送、免疫功能异常导致抗子宫内膜抗体增加而破坏子宫内膜正常代谢及生理功能、卵巢功能异常导致排卵障碍和黄体形成不良等。中、重度患者可因卵巢、输卵管周围粘连而影响受精卵运输。

3. 性交不适

多见于直肠子宫陷凹有异位病灶或因局部粘连使子宫后倾固定者。性交时碰撞或子宫收缩上提而引起疼痛，一般表现为深部性交痛，月经来潮前性交痛最明显。

4. 月经异常

15%~30%患者有经量增多、经期延长或月经淋漓不尽或经前期点滴出血。可能与卵巢实质病变、无排卵、黄体功能不足或合并有子宫腺肌病和子宫肌瘤有关。

5. 其他特殊症状

盆腔外任何部位有异位内膜种植生长时，均可在局部出现周期性疼痛、出血和肿块，并出现相应症状。肠道内异症可出现腹痛、腹泻、便秘或周期性少量便血，严重者可因肿块压迫肠腔而出现肠梗阻症状；膀胱内异症常在经期出现尿痛和尿频，但多被痛经症状掩盖而被忽视；异位病灶侵犯和（或）压迫输尿管时，引起输尿管狭窄、阻塞，出现腰痛和血尿，甚至形成肾盂积水和继发性肾萎缩；手术瘢痕内异症患者常在剖宫产或会阴侧切术后数月至数年出现周期性瘢痕处疼痛和包块，并随时间延长而加剧。

除上述症状外，卵巢子宫内膜异位囊肿破裂时，可发生急腹痛。多发生于经期前后、性交后或其他腹压增加的情况，症状类似输卵管妊娠破裂，但无腹腔内出血。

（二）体征

卵巢异位囊肿较大时，妇科检查可扪及与子宫粘连的肿块。囊肿破裂时腹膜刺激征阳性。典型盆腔内异症双合诊检查时，可发现子宫后倾固定，直肠子宫陷凹、宫骶韧带或子宫后壁下方可扪及触痛性结节，一侧或双侧附件处触及囊实性包块，活动度差。病变累及直肠阴道间隙时，可在阴道后穹隆触及、触痛明显，或直接看到局部隆起的小结节或紫蓝色斑点。

五、诊断

生育期女性有继发性痛经且进行性加重、不孕或慢性盆腔痛，妇科检查扪及与子宫相连的囊性包块或盆腔内有触痛性结节，即可初步诊断为子宫内膜异位症。但临床上常需借助下列辅助检查。经腹腔镜检查的盆腔可见病灶和病灶的活组织病理检查是确诊依据，但病理学检查结果阴性并不能排除内异症的诊断。

（一）影像学检查

超声检查是诊断卵巢异位囊肿和膀胱、直肠内异症的重要方法，可确定异位囊肿位置、大小和形状，其诊断敏感性和特异性均在96%以上。囊肿呈圆形或椭圆形，与周围特别与子宫粘连，囊壁厚而粗糙，囊内有细小的絮状光点。因囊肿回声图像无特异性，不能单纯依靠超声图像确诊。盆腔 CT 及磁共振对盆腔内异症有诊断价值，但费用昂贵，不作为初选的诊断方法。

（二）血清 CA125 和人附睾蛋白 4（HE4）测定

血清 CA125 水平可能升高，重症患者更为明显，但变化范围很大，多用于重度内异症和疑有深部异位病灶者。但 CA125 在其他疾病如卵巢癌、盆腔炎性疾病中也可以出现升高，CA125 诊断内异症的敏感性和特异性均较低，不作为独立的诊断依据，但有助于监测病情变化、评估疗效和预测复发。HE4 在内异症多在正常水平，可用于与卵巢癌的鉴别诊断。

（三）腹腔镜检查

是目前国际公认的内异症诊断的最佳方法，除了阴道或其他部位可直视的病变外，腹腔镜检查是确诊盆腔内异症的标准方法。对在腹腔镜下见到大体病理所述的典型病灶或可疑病变进行活组织检查即可确诊。下列情况应首选腹腔镜检查：疑为内异症的不孕症患者、妇科检查及超声检查无阳性发现的慢性腹痛及痛经进行性加重者、有症状特别是血清 CA125 水平升高者。只有在腹腔镜检查或剖腹探查直视下才能确定内异症临床分期。

六、鉴别诊断

内异症易与下述疾病混淆，应予以鉴别。

（一）卵巢恶性肿瘤

早期无症状，有症状时多呈持续性腹痛、腹胀，病情发展快，一般情况差。超声图像显示包块为混合性或实性。血清 CA125 和 HE4 的表达水平多显著升高。腹腔镜检查或剖腹探查可鉴别。

（二）盆腔炎性包块

多有急性或反复发作的盆腔感染史，疼痛无周期性，平时亦有下腹部隐痛，可伴发热和白细胞增高等，抗生素治疗有效。

（三）子宫腺肌病

痛经症状与内异症相似，但多位于下腹正中且更剧烈，子宫多呈均匀性增大，质硬。经期检查时，子宫触痛明显。此病常与内异症并存。

七、临床分期

内异症的分期方法很多，目前我国多采用美国生育学会（AFS）提出的"修正子宫内膜异位症分期法"。该分期法于 1985 年最初提出，1997 年再次修正。内异症分期需在腹腔镜下或剖腹探查手术时进行，要求详细观察并对异位内膜的部位、数目、大小、粘连程度等进行记录，最后进行评分。该分期法有利于评估疾病严重程度、正确选择治疗方案、准确比较和评价各种治疗方法的疗效，并有助于判断患者的预后。

八、治疗

治疗内异症的根本目的是"缩减和去除病灶，减轻和控制疼痛，治疗和促进生育，预防和减少复发"。治疗方法应根据患者年龄、症状、病变部位和范围以及对生育要求等加以选择，强调治疗个体化。

（一）治疗方法

1. 药物治疗

治疗的目的是抑制卵巢功能，阻止内异症的发展。适用于有慢性盆腔痛、经期痛经症状明显、有生育要求及无卵巢囊肿形成患者。对较大的卵巢内膜异位囊肿，特别是卵巢包块性质未明者，宜采用手术治疗。

（1）非甾体类抗炎药（NSAID）。是一类不含糖皮质激素的抗炎、解热、镇痛药物，主要作用机制是通过抑制前列腺素的合成，减轻疼痛。用法：根据需要应用，间隔不少于 6 小时。副作用主要为胃肠道反应，偶有肝肾功能异常。长期应用要警惕胃溃疡的可能。

（2）口服避孕药。是最早用于治疗内异症的激素类药物，其目的是降低垂体促性腺激素水平，并直接作用于子宫内膜和异位内膜，导致内膜萎缩和经量减少。长期连续服用避孕药造成类似妊娠的人工闭经，称"假孕疗法"。适用于轻度内异症患者。临床上常用低剂量尚效孕激素和炔雌醇复合制剂，用法为每日 1 片，连续用 6~9 个月。副作用主要有恶心、呕吐，并警惕血栓形成风险。

（3）孕激素。单用人工合成高效孕激素，通过抑制垂体促性腺激素分泌，造成无周期性的低雌激素状态，并与内源性雌激素共同作用，造成高孕激素性闭经和内膜蜕膜化形成假孕。各种制剂疗效相近。所用剂量为避孕剂量 3~4 倍，连续应用 6 个月，如甲羟孕酮 30mg/d，副作用有恶心、轻度抑郁、水钠潴留、体重增加及阴道不规则点滴出血等。患者在停药数月后痛经缓解，月经恢复。

（4）孕激素受体拮抗剂。米非司酮与子宫孕酮受体的亲和力是孕酮的 5 倍，具有强抗孕激素作用，每日口服 25～100mg，造成闭经使病灶萎缩。副作用轻，无雌激素样影响，亦无骨质丢失危险，长期疗效有待证实。

（5）孕三烯酮。为 19-去甲睾酮甾体类药物，有抗孕激素、中度抗雌激素和抗性腺效应，也是一种假绝经疗法。每周用药两次，每次 2.5mg，于月经第 1 日开始服药，6 个月为 1 个疗程。治疗后 50%～100%患者发生闭经，症状缓解率达 95%以上。孕三烯酮与达那唑相比，疗效相近，但副作用较小，对肝功能影响较小且可逆，且用药量少、方便。

（6）达那唑。为合成的 17α-炔孕酮衍生物。抑制 FSH、LH 高峰，抑制卵巢合成甾体激素，导致子宫内膜萎缩，出现闭经。因 FSH、LH 呈低水平，又称假绝经疗法。适用于轻度及中度内异症痛经明显的患者。用法：月经第 1 日开始口服 200mg，每日 2～3 次，持续用药 6 个月。若痛经不缓解或未闭经，可加至每日 4 次。疗程结束后约 90%症状消失。停药后 4～6 周恢复月经及排卵。副作用有恶心、头痛、潮热、乳房缩小、体重增加、性欲减退、多毛、痤疮、皮脂增加、肌痛性痉挛等，一般能耐受。药物主要在肝脏代谢，已有肝功能损害不宜使用，也不适用于高血压、心力衰竭、肾功能不全者。

（7）促性腺激素释放激素激动剂（GnRH-a）。为人工合成的十肽类化合物，对 GnRH 受体的亲和力较天然 GnRH 高百倍，在短期促进垂体 LH 和 FSH 释放后持续抑制垂体分泌促性腺激素，导致卵巢激素水平明显下降，出现暂时性闭经，此疗法又称"药物性卵巢切除"。目前常用的 GnRH-a 类药物有：亮丙瑞林 3.75mg，月经第 1 日皮下注射后，每隔 28 日注射 1 次，共 3～6 次；戈舍瑞林 3.6mg，用法同前。用药后一般第 2 个月开始闭经，可使痛经缓解，停药后在短期内排卵可恢复。副作用主要有潮热、阴道干燥、性欲减退和骨质丢失等绝经症状，停药后多可消失。但骨质丢失需时 1 年才能逐渐恢复正常。因此在应用 GnRH-a 3～6 个月时可以酌情给予反向添加治疗提高雌激素水平，预防低雌激素状态相关的血管症状和骨质丢失的发生，如妊马雌酮 0.625mg 加甲羟孕酮 2mg，每日 1 次或替勃龙 1.25mg/d。

2. 手术治疗

治疗的目的是切除病灶、恢复解剖。适用于药物治疗后症状不缓解、局部病变加剧或生育功能未恢复者、较大的卵巢内膜异位囊肿者。腹腔镜手术是首选的手术方法，目前认为腹腔镜确诊、手术+药物为内异症的"金标准"治疗。手术方式有：

（1）保留生育功能手术。切净或破坏所有可见的异位内膜病灶、分离粘连、恢复正常的解剖结构，但保留子宫、一侧或双侧卵巢，至少保留部分卵巢组织。适用于药物治疗无效、年轻和有生育要求的患者。术后复发率约40%，因此术后宜尽早妊娠或使用药物以减少复发。

（2）保留卵巢功能手术。切除盆腔内病灶及子宫，保留至少一侧或部分卵巢。适用于Ⅲ、Ⅳ期患者、症状明显且无生育要求的45岁以下患者。术后复发率约5%。

（3）根治性手术。将子宫、双附件及盆腔内所有异位内膜病灶予以切除和清除，适用于45岁以上重症患者。术后不用雌激素补充治疗者，几乎不复发。

（二）内异症不同情况的处理

1. 内异症相关疼痛

（1）未合并不孕及无附件包块者，首选药物治疗。一线药物包括：非甾体类抗炎药、口服避孕药及高效孕激素。二线药物包括GnRH-a、左炔诺孕酮宫内缓释系统（LNG-IUS）。一线药物治疗无效改二线药物，若依然无效，应考虑手术治疗。所有的药物治疗都存在停药后疼痛的高复发率。

（2）合并不孕或附件包块者，首选手术治疗。手术指征：①卵巢子宫内膜异位囊肿直径≥4cm；②合并不孕；③痛经药物治疗无效。手术以腹腔镜为首选。但手术后症状复发率较高，年复发率高达10%。故手术后应辅助药物治疗并长期管理。可根据病情选择一线或二线药物用于术后治疗，以减少卵巢子宫内膜异位囊肿和疼痛复发，但停药后症状常会很快再出现。

不建议术前药物治疗。但对病变较重、估计手术困难者，术前可短暂应用GnRH-a3个月，以减少手术难度，提高手术的安全性。

2. 内异症相关不孕

对于内异症合并不孕患者首先按照不孕的诊疗路径进行全面的不孕症检查，排除其他不孕因素。单纯药物治疗对自然妊娠无效。腹腔镜是首选的手术治疗方式。年轻、轻中度者，术后可期待自然妊娠6个月，并给予生育指导；有高危因素者（年龄在35岁以上、不孕年限超过3年，尤其是原发性不孕者；重度内异症、盆腔粘连、病灶切除不彻底者；输卵管不通者），应积极行辅助生殖技术助孕。

3. 内异症恶变

主要恶变部位在卵巢，其他部位少见。临床有以下情况应警惕内异症恶变：①绝经后内异症患者，疼痛节律改变；②卵巢囊肿直径>10cm；③影像学检查有恶性征象；④血清 CA125 水平>200U/mL。治疗应循卵巢癌的治疗原则，预后一般比非内异症恶变的卵巢癌好。

九、预防

内异症病因不明确、多因素起作用，并且其组织学发生复杂，因此预防作用有限，主要注意以下几点以减少其发病：

（一）防止经血逆流

及时发现并治疗引起经血潴留的疾病，如先天性梗阻性生殖道畸形和继发性宫颈粘连、阴道狭窄等。

（二）药物避孕

口服避孕药可抑制排卵、促使子宫内膜萎缩，降低内异症的发病风险，对有高发家族史、容易带器妊娠者，可以选择。

（三）防止医源性异位内膜种植

尽量避免多次的宫腔手术操作。进入宫腔内的手术，缝合子宫壁时避免缝线穿过子宫膜层，手术结束后应冲洗腹壁切口。月经前禁作输卵管通畅试验，以免将内膜碎屑推入腹腔。宫颈及阴道手术不宜在经前进行，以避免经血中内膜碎片种植于手术创面。人工流产吸宫术时，宫腔内负压不宜过高，避免突然将吸管拔出。

第二节　子宫腺肌病

当子宫内膜腺体及间质侵入子宫肌层时，称子宫腺肌病。多发生于 30~50 岁经产妇，约 15%同时合并内异症，约半数合并子宫肌瘤。虽对尸检和因病切除的子宫作连续切片检查，发现 10%~47%子宫肌层中有子宫内膜组织，但其中

35%无临床症状。子宫腺肌病与子宫内膜异位症病因不同，但均受雌激素的调节。

一、病因

子宫腺肌病患者部分子宫肌层中的内膜病灶与宫腔内膜直接相连，故认为是由基底层子宫内膜侵入肌层生长所致，多次妊娠及分娩、人工流产、慢性子宫内膜炎等造成子宫内膜基底层损伤，与腺肌病发病密切相关。由于内膜基底层缺乏黏膜下层，内膜直接与肌层接触，使得在解剖结构上子宫内膜易于侵入肌层。腺肌病常合并有子宫肌瘤和子宫内膜增生，提示高水平雌孕激素刺激，也可能是促进内膜向肌层生长的原因之一。

二、病理

异位内膜在子宫肌层多呈弥漫性生长，累及后壁居多，故子宫呈均匀性增大，前后径增大明显，呈球形，一般不超过 12 周妊娠子宫大小。剖面见子宫肌壁显著增厚且硬，无旋涡状结构，于肌壁中见粗厚肌纤维带和微囊腔，腔内偶有陈旧血液。少数腺肌病病灶呈局限性生长形成结节或团块，似肌壁间肌瘤，称为子宫腺肌瘤。因局部反复出血导致病灶周围纤维组织增生所致，故与周围肌层无明显界限，手术时难以剥除。镜下特征为肌层内有呈岛状分布的异位内膜腺体及间质，特征性的小岛由典型的子宫内膜腺体与间质组成，且为不成熟的内膜，属基底层内膜，对雌激素有反应性改变，但对孕激素无反应或不敏感，故异位腺体常呈增殖期改变，偶尔见到局部区域有分泌期改变。

三、临床表现

主要症状是经量过多、经期延长和逐渐加重的进行性痛经，疼痛位于下腹正中，常于经前 1 周开始，直至月经结束。有 35%患者无典型症状，子宫腺肌病患者中月经过多发生率为 40%~50%，表现为连续数个月经周期中月经量增多，一般大于 80mL，并影响女性身体、心理、社会和经济等方面的生活质量。月经过多主要与子宫内膜面积增加、子宫肌层纤维增生使子宫肌层收缩不良、子宫内膜增生等因素有关。子宫腺肌病痛经的发生率为 15%~30%。妇科检查子宫呈均匀增大或有局限性结节隆起，质硬且有压痛，经期压痛更甚。无症状者有时与子宫肌瘤不易鉴别。

四、诊断

可依据典型的进行性痛经和月经过多史、妇科检查子宫均匀增大或局限性隆起、质硬且有压痛而作出初步诊断。影像学检查有一定帮助，可酌情选择，确诊取决于术后的病理学检查。

五、治疗

应视患者症状、年龄和生育要求而定。目前无根治性的有效药物，对于症状较轻、有生育要求及近绝经期患者可试用达那唑、孕三烯酮、GnRH-a 或左炔诺孕酮宫内缓释系统（LNG-IUS）治疗，均可缓。解症状，但需要注意药物的副作用，并且停药后症状可复现。在 GnRH-a 治疗时应注意患者骨丢失的风险，可以给予反向添加治疗和钙剂补充。年轻或希望生育的子宫腺肌瘤患者，可试行病灶切除术，但术后有复发风险。对症状严重、无生育要求或药物治疗无效者，应行全子宫切除术。是否保留卵巢，取决于卵巢有无病变和患者年龄。

第七章　儿科疾病诊治原则

第一节　儿科病史采集和体格检查

儿科的病史采集、体格检查和记录在内容、程序、方法以及分析判断等方面具有自身的特点，故在要求上与成人有一定差别。熟练掌握与此有关的方法和技巧，是开展儿科临床诊疗工作的基础。

医学的进步以及整体诊疗水平的提高，对医生运用系统医学知识、临床基本技能及正确的临床系统思维提出了更高的要求，熟练而规范地采集病史和进行体格检查并正规书写病历，对培养临床综合能力和确立疾病的诊断十分重要。临床实验室的发展和医疗诊断设备的更新，为疾病的诊断提供了更多、更精确的手段，但准确的病史资料采集和体格检查永远是正确诊断疾病的重要基础，病历记录则是最重要的医疗证据。

值得注意的是，如遇急诊或危重病人，应在简要评估病情的前提下先抢救，待病人病情稳定后再进行完整的病史采集和全面体格检查。

一、病史采集和记录

病史采集要准确，其要点是认真听、重点问，关键是从家长或监护人提供的信息中发现对病情诊断有用的线索。在病史询问过程中态度要和蔼亲切，语言要通俗易懂，要注重与家长的沟通，要让家长感觉到医护人员对孩子的关爱，以取得家长和孩子的信任，同时要尊重家长和孩子的隐私，并为其保密。切不可先入为主，尤其不能用暗示的语言或语气诱导家长主观期望的回答，这样会给诊断造成困难。病史采集内容包括如下内容。

（一）一般内容

正确记录患儿的姓名、性别、年龄（采用实际年龄：新生儿记录天数，婴儿记录月数，1岁以上记录几岁几个月）、种族、父母或抚养人的姓名、职业、年龄、文化程度、家庭住址及（或）其他联系方式（如电话）、病史叙述者与病儿的关系以及病史的可靠程度。

（二）主诉

用病史提供者的语言概括主要症状或体征及其时间。例如"间歇腹痛 3 天""持续发烧 5 天"。

（三）现病史

现病史为病历的主要部分。详细描述此次患病的情况，包括主要症状、病情发展和诊治经过。要特别注意以下几点。①主要症状要仔细询问，要注意问出症状的特征，如咳嗽的询问应包括：持续性还是间断性；剧烈还是轻咳；单声还是连续性、阵发性咳嗽；有无鸡鸣样吼声；有无痰及其性状；咳嗽在一日中何时较重；有无伴随症状及诱因；等等。②有鉴别意义的有关症状包括阴性症状，也要询问并记录在病史中。③要记录病后患儿的一般情况，如精神状态、吃奶或食欲情况、大小便、睡眠等以及其他系统的症状。④要记录已经做过的检查和结果。⑤要记录已经进行治疗的患儿用药的情况，如药物名称、剂量、给药方法、时间、治疗的效果及有无不良反应等。

（四）个人史

包括出生史、喂养史、生长发育史，根据不同的年龄和不同的疾病在询问时各有侧重详略。

1. 出生史

母孕期的情况；第几胎第几产；出生体重；分娩时是否足月、早产或过期产；生产方式；出生时有无窒息或产伤；Apgar 评分情况等。新生儿和小婴儿疑有中枢神经系统发育不全或智能发育迟缓等患儿，更应详细了解围生期的有关情况。

2. 喂养史

母乳喂养还是人工喂养或混合喂养，以何种乳品为主，配制方法，喂哺次数及量，断奶时间，添加辅食的时间、品种及数量，进食及大、小便情况。年长儿还应注意了解有无挑食、偏食及吃零食的习惯。了解喂养情况对患有营养性或消化系统疾病的小儿尤为重要。

3. 生长发育史

常用的生长发育指标有：体重和身高以及增长情况，前囟关闭及乳牙萌出的时间等；发育过程中何时能抬头、会笑、独坐、站立和走路；何时会有意识地叫爸爸、妈妈。学龄儿童还应询问在校学习情况和行为表现等。

（五）既往史

既往史包括既往患病史和预防接种史。

1. 既往患病史

需详细询问既往患过的疾病、患病时间和治疗结果。应着重了解传染病史，如过去曾患过麻疹而此次有发热、皮疹的患儿，在综合分析时应多考虑其他发热出疹性疾病；认真了解有无药物或食物过敏史，并详细记录，以供治疗时参考。在年长儿或病程较长的疑难病例，应对各系统进行系统回顾。

2. 预防接种史

对常规接种的疫苗均应逐一询问。何时接受过何种预防接种，具体次数，有无反应。接种非计划免疫范围的疫苗也应记录。

（六）家族史

家族中有无遗传性、过敏性或急、慢性传染病病人；如有，则应详细了解与患儿接触的情况。父母是否近亲结婚、母亲分娩情况、同胞的健康情况（死亡者应了解原因和死亡年龄）。必要时要询问家庭成员及亲戚的健康状况、家庭经济情况、居住环境、父母对患儿的关爱程度和对患儿所患疾病的认识等。

（七）传染病接触史

如疑为传染性疾病者，应详细了解可疑的接触史，包括患儿与疑诊或确诊传染病者的关系、该病人的治疗经过和转归、患儿与该病人的接触方式和时间等。了解父母对传染病的认识和基本知识也有助于诊断。

二、体格检查

为了获得准确无误的体格检查资料，在采集病史时要创造一种自然轻松的氛围，以尽可能取得患儿的合作，而医生的表现是决定父母和（或）孩子合作程度的主要因素。

（一）体格检查的注意事项

1. 询问病史

询问病史时就应该开始和患儿建立良好的关系。微笑，呼患儿的名字或小名、乳名，用表扬语言鼓励患儿或用手轻轻抚摸他，可以使患儿消除紧张心理；也可用听诊器或其他玩具逗患儿玩耍，以消除或减少恐惧，取得患儿的信任和合作；同时观察患儿的精神状态、对外界的反应及智能情况。

2. 增加患儿的安全感

为增加患儿的安全感，检查时应尽量让患儿与亲人在一起，婴幼儿可坐或躺在家长的怀里检查，检查者顺应患儿的体位。

3. 检查的顺序

检查的顺序可根据患儿当时的情况灵活掌握。由于婴幼儿注意力集中时间短，因此在体格检查时应特别记住以下要点：安静时先检查心肺听诊、心率、呼吸次数或腹部触诊等易受哭闹影响的项目，一般在患儿开始接受检查时进行；容易观察的部位随时查，如四肢、躯干、骨骼、全身浅表淋巴结等；对患儿有刺激而患儿不易接受的部位最后检查，如口腔、咽部等，有疼痛的部位也应放在最后检查。

4. 检查时的态度

检查时应态度和蔼，动作轻柔，冬天时双手及所用听诊器胸件要温暖。检查过程中既要全面仔细，又要注意保暖，不要过多暴露身体部位以免着凉。对年长儿还要照顾他们的害羞心理和自尊心。

5. 急症或危重抢救病例

对急症或危重抢救病例，应先重点检查生命体征或与疾病有关的部位，全面的体格检查最好在病情稍稳定后进行，也可边抢救边检查。

6. 防止交叉感染

小儿免疫功能差，为防止交叉感染，应先清洗双手，使用一次性或消毒后的压舌板；检查者的工作衣和听诊器要勤消毒。

（二）检查方法

1. 一般状况

在询问病史的过程中，留心观察小儿的营养发育情况、神志、表情、对周围事物的反应、皮肤颜色、体位、行走姿势和孩子的语言能力等，由此得到的资料较为真实，可供正确判断一般情况。

2. 一般测量

包括体温、呼吸、脉搏、血压，还有身长、体重、头围、胸围等。

（1）体温：可根据小儿的年龄和病情选用测温的方法。①腋下测温法：最常用，也最安全、方便，但测量的时间偏长。将消毒的体温表水银头放在小儿腋窝中，将上臂紧压腋窝，保持至少5分钟，36~37℃为正常。②口腔测温法：准确、方便，保持3分钟，37℃为正常，用于神志清楚而且配合的6岁以上小儿。③肛门内测温法：测温时间短，准确。小儿取侧卧位，下肢屈曲，将已涂满润滑油的肛表水银头轻轻插入肛门内3~4cm，测温3~5分钟，36.5~37.5℃为正常，1岁以内幼儿、不合作的儿童以及昏迷、休克患儿均可采用此方法。④耳内测温法：准确、快速，不会造成交叉感染，也不会激惹患儿，该方法目前在临床或家庭使用已较为普遍。

（2）呼吸、脉搏：应在小儿安静时进行。小儿呼吸频率可通过听诊或观察腹部起伏而得，也可将棉花少许置于小儿鼻孔边缘，观察棉花纤维的摆动，要同时观察呼吸的节律和深浅。对年长儿一般选择较浅的动脉如桡动脉来检查脉搏，婴幼儿亦可检查股动脉或通过心脏听诊来对比检测。要注意脉搏的速率、节律、强弱及紧张度。

（3）血压：测量血压时应根据不同的年龄选择不同宽度的袖带，袖带的宽度通常应为上臂长度的1/2~2/3。袖带尺寸不合适可影响测量准确性，过宽时测得的血压值较实际值偏低，过窄时则较实际值为高。新生儿多采用振荡法电子血压计测量血压，也可用简易潮红法测量：测量时使患婴仰卧位，将气带包裹于腕部（或踝部）以上，然后用加压绑带从肢体远端指（趾）尖向上，连续包裹至气带处，打气使压力达200 mmHg或收缩压正常高限以上，将压力绑带去除，只见手或足的皮肤均泛白，然后以每秒钟降低5 mmHg的速度放气，当气带远端手（或足）的皮肤刚出现潮红时，即为平均压；若有严重贫血、水肿及明显低温，则可影响观察结果；该测量方法已逐渐被电子血压计所取代。年龄越小，血压越低。不同年龄小儿血压的正常值可用公式推算：收缩压（mmHg）＝80＋（年龄×2）；舒张压应该为收缩压的2/3。mmHg与kPa的换算为：mmHg测定值÷7.5＝kPa值。

3. 皮肤和皮下组织

应在自然光线下观察才准确。在保暖的前提下仔细观察身体各部位皮肤的颜色，有无苍白、黄染、发绀、潮红、皮疹、瘀点（斑）、脱屑、色素沉着，毛发有无异常，触摸皮肤的弹性、皮下组织及脂肪的厚度，有无水肿及水肿的性质。

4. 淋巴结

包括淋巴结的大小、数目、活动度、质地、有无粘连和（或）压痛等。颈部、耳后、枕部、腹股沟等部位尤其要认真检查，正常情况下在这些部位可触及单个质软的黄豆大小的淋巴结活动，无压痛。

5. 头部

（1）头颅：观察大小、形状，必要时测量头围；前囟大小及紧张度、有无凹陷或隆起；颅缝是否分离；小婴儿要观察有无枕秃和颅骨软化、血肿或颅骨缺损等。

（2）面部：有无特殊面容，眼距宽窄，鼻梁高低，注意双耳位置和形状等。

（3）眼、耳、鼻：有无眼睑水肿、下垂、眼球突出、斜视、结膜充血、眼分泌物、角膜混浊、瞳孔大小、形状、对光反射。检查双外耳道有无分泌物、局部红肿及外耳牵拉痛；若怀疑有中耳炎时应用耳镜检查鼓膜情况。观察鼻形，注意有无鼻翼扇动、鼻腔分泌物及通气情况。

（4）口腔：口唇色泽有无苍白、发绀、干燥、口角糜烂、疱疹。口腔内颊黏膜、牙龈、硬腭有无充血、溃疡、黏膜斑、鹅口疮，腮腺开口处有无红肿及分泌物，牙齿数目及龋齿数，舌质、舌苔颜色、是否有"草莓舌"等。咽部检查放在体格检查最后进行，医生一手固定小儿头部使其面对光源，一手持压舌板，在小儿张口时进入口腔，压住舌后根部，利用小儿反射性将口张大暴露咽部的短暂时间，迅速观察双侧扁桃体是否肿大，有无充血、分泌物、脓点、假膜及咽部有无溃疡、充血、滤泡增生、咽后壁脓肿等情况。

6. 颈部

检查颈部是否软，有无斜颈、短颈或颈蹼等畸形，颈椎活动情况；甲状腺有无肿大，气管位置；颈静脉充盈及搏动情况，有无颈肌张力增高或弛缓等。

7. 胸部

（1）胸廓：注意有无鸡胸、漏斗胸、肋骨串珠、肋膈沟、肋缘外翻等佝偻病的体征；胸廓两侧是否对称，心前区有无隆起、有无桶状胸，观察肋间隙是否饱满、凹陷、增宽或变窄等。

（2）肺：视诊应注意呼吸频率和节律有无异常，有无呼吸困难和呼吸深浅改变；吸气性呼吸困难时可出现吸气性凹陷，即锁骨上窝、胸骨上窝、肋间隙和剑突下在吸气时向内凹陷；呼气性呼吸困难时可出现呼气延长。对于年幼儿，可利用啼哭或说话时进行触诊。因儿童胸壁薄，叩诊反响比成人轻，故叩诊时用力要轻或可用直接叩诊法，用两个手指直接叩击胸壁。听诊时正常儿童呼吸音较成人响，呈支气管肺泡呼吸音，应注意听腋下、肩胛间区及肩胛下区有无异常，因肺炎时这些部位较易听到湿性啰音。听诊时尽量使儿童保持安静，如儿童啼哭，在啼哭后深吸气时肺炎病人常容易被闻及细湿啰音。

（3）心：视诊时观察心前区是否隆起，心尖冲动强弱和搏动范围，正常小儿心尖冲动范围在 $2\sim3cm^2$ 之内，肥胖小儿不易看到心尖冲动。触诊主要检查心尖冲动的位置及有无震颤，并应注意出现的部位和性质（收缩期、舒张期或连续性）。通过叩心界可估计心脏大小、形状及其在胸腔的位置，叩诊心界时用力要轻才易分辨清、浊音界线，3 岁以内婴幼儿一般只叩心脏左右界；叩左界时从心尖冲动点左侧起向右叩，听到浊音改变即为左界，记录为第几肋间左乳线外或内几厘米；叩右界时先叩出肝浊音界，然后在其上一肋间自右向左叩，有浊音改变时即为右界，以右胸骨线（胸骨右缘）外几厘米记录。小儿心脏听诊应在安静环境中进行，听诊器的胸件要小。小婴儿第一心音与第二心音响度几乎相等；随年龄的增长，心尖部第一心音较第二音响，而心底部第二心音超过第一心音。小儿时期肺动脉瓣区第二心音比主动脉瓣区第二心音响（P2>A2），有时可出现吸气性第二心音分裂。学龄前期及学龄儿童常于肺动脉瓣区或心尖部听到生理性收缩期杂音或窦性心律不齐。

8. 腹部

视诊在新生儿或消瘦小儿常可见到肠型或肠蠕动波，新生儿应注意脐部有无分泌物、出血、炎症、脐疝大小。触诊应尽量争取小儿的合作，可让其躺在母亲怀里或在哺乳时进行，检查者的手应温暖、动作轻柔，如小儿哭闹不止，可利用其吸气时作快速扣诊。检查有无压痛时主要观察小儿表情反应，不能完全依靠小儿回答。正常婴幼儿肝脏可在肋缘下 1~2cm 处扣及，柔软无压痛；6~7 岁后在肋下不可触及。小婴儿偶可触及脾脏边缘。叩诊可采用直接叩诊或间接叩诊法，其检查内容与成人相同。小儿腹部听诊有时可闻及肠鸣音亢进，如有血管杂音时应注意杂音的性质、强弱及部位。

9. 脊柱和四肢

注意有无畸形、躯干与四肢的比例和佝偻病体征，如 O 形或 X 形腿、手镯、脚镯样变、脊柱侧弯等；观察手、足指（趾）有无杵状指、多指（趾）畸形等。

10. 会阴、肛门和外生殖器

观察有无畸形（如先天性无肛、尿道下裂、两性畸形）、肛裂；女孩有无阴道分泌物、畸形；男孩有无隐睾、包皮过长、过紧、鞘膜积液和腹股沟疝等。

11. 神经系统

根据病种、病情、年龄等选择必要的检查。

（1）一般检查：观察小儿的神志、精神状态、面部表情、反应灵敏度、动作语言能力、有无异常行为等。

（2）神经反射：检查新生儿期特有的反射，如吸吮反射、拥抱反射、握持反射是否存在。有些神经反射有其年龄特点，如新生儿和小婴儿期提睾反射、腹壁反射较弱或不能引出，但跟腱反射亢进，并可出现踝阵挛；2 岁以下的小儿 Babinski 征可呈阳性，但一侧阳性，另一侧阴性则有临床意义。

（3）脑膜刺激征：如颈部有无抵抗、Kemig 征和 Bmdzinski 征是否阳性，检查方法同成人，由于小儿不配合，要反复检查才能正确判定。正常小儿由于在胎内时屈肌占优势，故出生后头几个月 Kemig 征和 Bmdzinski 征也可阳性。因此，在解释检查结果的意义时一定要根据病情、结合年龄特点全面。

（三）体格检查记录方法

体格检查项目虽然在检查时无一定顺序，但结果记录应按上述顺序书写；不仅阳性体征应记录，重要的阴性体征结果也要记录。

第二节　儿科疾病治疗原则

儿童阶段是一个生长发育的连续过程，不同年龄阶段的小儿生理、病理和心理特点各异，在发病原因、疾病过程和转归等方面与成年人更有不同之处，因此在疾病的治疗和处理上须充分考虑年龄因素。不同年龄小儿的表达能力不同，更增加了儿科医护人员治疗过程中观察和判断的难度。由于小儿起病急，变化快，容易并发一个甚至多个器官或系统病变，故治疗措施既要适时、全面，又要仔细、突出重点；且在疾病的治疗过程中较成年人更需要爱心、耐心和精湛的医术，任何一个不恰当的处理方法或方式，都可能对小儿生理和心理等方面产生较长久甚至终身的不良影响，要求儿科临床工作者必须熟练掌握护理、饮食、用药和心理等各方面的治疗技术，使患儿身心顺利康复。

一、护理的原则

在疾病治疗过程中，儿科护理是极为重要的一个环节，许多治疗操作均通过护理工作来实施。良好的护理在促进患儿康复中起着很大的作用。护理工作不仅是护士的工作，儿科医师也应关心和熟悉护理工作，医护密切协作，以提高治疗效果。

（一）细致的临床观察

临床所观察到的患儿不典型的或细微的表现，都应考虑其可能存在的病理基础。如婴儿哭闹可以是正常的生理要求，也可能是疾病的表现，细致的观察是鉴别两者的关键。

（二）合理的病室安排

病室要整齐、清洁、安静、舒适，空气新鲜、流通，温度适宜。为提高治疗和护理的质量，可按年龄、病种、病情轻重和护理要求合理安排病房及病区。①按年龄分病区：如新生儿和早产儿病室、年长儿病室、小婴儿病室等。②按病种分病区：将同类病儿集中管理，传染病则按病种隔离。③按病情分病房：重危者收住抢救监护病室，恢复期病儿可集中于一室。

（三）规律的病房生活

保证充足的睡眠和休息很重要，观察病情应尽量不影响患儿的睡眠，尽可能集中时间进行治疗和诊断操作，定时进餐。

（四）预防医源性疾病

1. 防止交叉感染

医护人员在接触患儿前、后均应洗手，病室要定时清扫、消毒。

2. 防止医源性感染

正确、规范地应用导尿、穿刺等各种治疗方法，定时检查消毒设备，防止感染的发生。

3. 防止意外的发生

医护人员检查、处理完毕后要及时拉好床栏，所用物品如体温表、药杯等用毕即拿走，以免小儿玩耍误伤，喂药、喂奶要将婴儿抱起，避免呛咳、呕吐引起窒息。

二、饮食治疗原则

根据病情选择适当的饮食有助于治疗和康复；不当的饮食可使病情加重，甚至危及生命；母乳是婴儿最佳食品；在疾病时，母乳喂养儿应继续喂以母乳。母乳以外的食品如下。

（一）乳品

1. 各种婴儿或早产儿配方奶

供新生儿、早产儿食用。

2. 脱脂奶

半脱脂或全脱脂奶，脂肪含量低，只供腹泻时或消化功能差者短期食用。

3. 酸奶

牛乳加酸或经乳酸杆菌发酵成酸奶，其蛋白凝块小、易消化，供腹泻及消化力弱的病儿食用。

4. 豆奶

适用于乳糖不耐受和牛乳过敏的小儿。

5. 无乳糖奶粉

无乳糖奶粉（不含乳糖，含蔗糖、葡萄糖聚合体、麦芽糖糊精、玉米糖浆），长期腹泻、有乳糖不耐受的婴儿应使用无乳糖奶粉。

6. 低苯丙氨酸奶粉

用于确诊为苯丙酮尿症的婴儿。

7. 氨基酸配方奶或深度水解奶

用于牛奶蛋白过敏等。

（二）一般膳食

1. 普通饮食

普通饮食应采用易消化、营养丰富、热能充足的食物。

2. 软食

将食物烹调得细、软、烂，介于普通饮食和半流质饮食之间，如稠粥、烂饭、面条、馒头、肉末、鱼羹等，使之易于消化，适用于消化功能尚未完全恢复或咀嚼能力弱的病儿。

3. 半流质饮食

呈半流体状或羹状，介于软食和流质饮食之间，由牛乳、豆浆、稀粥、烂面、蒸蛋羹等组成，可另加少量饼干、面包，适用于消化功能尚弱，不能咀嚼吞咽大块固体食物的病儿。

4. 流质饮食

全部为液体，如牛乳、豆浆、米汤、蛋花汤、藕粉、果汁、牛肉汤等，不需咀嚼就能吞咽，且易于消化吸收，适用于高热、消化系统疾病、急性感染、胃肠道手术后的病儿，亦可用于鼻饲。流质饮食供热能与营养素均低，只能短期应用。

（三）特殊膳食

1. 少渣饮食

纤维素含量少，对胃肠刺激性小，易消化，适用于胃肠感染、肠炎病儿。

2. 无盐及少盐饮食

无盐饮食每日食物中含盐量在 3g 以下，烹调膳食不另加食盐；少盐饮食则每天额外供给 1g 氯化钠，供心力衰竭和肝、肾疾病导致的水肿患儿食用。

3. 贫血饮食

每日增加含铁食物，如动物血、动物肝、各种肉类等。

4. 高蛋白膳食

在一日三餐中添加富含蛋白质的食物，如鸡蛋、鸡、瘦肉、肝或豆制品等，适用于营养不良、消耗性疾病患儿。

5. 低脂肪饮食

膳食中不用或禁用油脂、肥肉等，适用于肝病患儿。

6. 低蛋白饮食

膳食中减少蛋白质含量，以糖类如马铃薯、甜薯、水果等补充热量，用于尿毒症、肝性脑病和急性肾炎的少尿期患儿。

7. 低热能饮食

一日三餐的普通饮食中减少脂肪和糖类的含量，又要保证蛋白质和维生素的需要量，可选用鱼、蛋、豆类、蔬菜和瘦肉等，用于单纯性肥胖症的小儿。

8. 代谢病专用饮食

如不含乳糖食物用于半乳糖血症病儿，低苯丙氨酸奶用于苯丙酮尿症小儿，糖尿病饮食等。

（四）检查前饮食

在进行某些化验检查前对饮食有特别的要求。

1. 潜血膳食

连续 3 天食用不含肉类、动物肝脏、血和绿叶蔬菜等的饮食，用于消化道出血的检查。

2. 胆囊造影膳食

用高蛋白、高脂肪膳食如油煎荷包蛋等使胆囊排空，以检查胆囊和胆管功能。

3. 干膳食

食用米饭、馒头、鱼、肉等含水分少的食物，以利于尿浓缩功能试验和 12 小时尿细胞计数等检查。

（五）禁食

因消化道出血或术后等原因不能进食的小儿，应注意静脉供给热量，并注意水、电解质平衡。

（六）肠内营养支持

指经口或以管饲的方法将特殊的配方直接注入胃、十二指肠或空场。肠内营养主要用于经口进食不能满足能量和营养需求，而又保留胃肠道功能的患儿。与肠外营养相比较，肠内营养有许多优点，能保持胃肠道功能、费用低、容易管理及安全性高等。当经口进食能满足能量和营养需求、生长发育能达到相应年龄时，可停止肠内营养。选择原则：肠内营养应保证能量和营养的均衡摄入，以适应儿童的正常生长发育；所需营养素应该与同年龄组健康人群摄入量一致，常用标准儿童营养液。对于特殊病人，如食物过敏或先天性代谢缺陷者，可采用特殊的肠内营养配方。选择肠内营养配方时还应考虑：营养和能量的需求；食物不耐受与过敏情况；胃肠道功能；肠内配方给予的部位和途径；使用期间还需进行相关并发症的监测。

（七）肠外营养支持

肠外营养支持用于经口进食或肠内营养不能提供足够营养的患儿，其目的是预防和纠正营养不良、维持正常的生长发育，是维持生命的重要措施。全部采用肠道外营养时，称全肠道外营养。肠道外营养可产生相关的副作用，如导管相关的感染、胆汁淤积等；如肠内营养和人工喂养能够达到提供营养的目的，就不需要进行肠外营养；只要临床有可能，肠外营养应与一定量的肠内营养相结合，即部分肠道外营养，即使只是少量的肠道喂养（微量肠道营养），其效果也显著优于单纯全肠道外营养。临床上常根据病人的病情制定相应的个体化实施方案。

三、药物治疗原则

药物是治疗儿科疾病的很重要的手段，而其副作用、过敏反应和毒性作用常会对机体产生不良影响。药物作用的结果，不仅取决于药物本身的性质，且与病人的功能状态密切相关。儿童在体格发育和器官功能成熟方面都处于不断变化的过程中，具有独特的生理特点，对药物有特殊的反应性。因此，对小儿不同年龄的药动学和药效学的深入了解、慎重选择药物和合适的剂量十分重要；掌握药物的性能、作用机制、毒副作用、适应证和禁忌证，以及精确的剂量计算和适当的用药途径，是儿科用药的重要环节。

与成年人用药不同，由于儿童发育是连续的、非线性过程，年龄因素引起的生理差异在很大程度上影响药物的吸收、分布、代谢和排泄；而目前儿科用药多数属于处方说明书以外的使用，缺乏明确的药动学和药效学资料。发育药理学是近年来发展较快的一门研究儿童用药的学科，其主要研究内容也强调了儿童随年龄变化而显示的用药分布、作用机制和治疗特点。

（一）小儿药物治疗的特点

由于药物在体内的分布受体液的 pH、细胞膜的通透性、药物与蛋白质的结合程度、药物在肝脏内的代谢和肾脏排泄等因素的影响，小儿的药物治疗具有下述特点。

1. 药物在组织内的分布因年龄而异

如巴比妥类、吗啡、四环素在幼儿脑浓度明显高于年长儿。

2. 小儿对药物的反应因年龄而异

吗啡对新生儿呼吸中枢的抑制作用明显高于年长儿，麻黄碱使血压升高的作用在未成熟儿却低得多。

3. 肝脏解毒功能不足

特别是新生儿和早产儿，肝脏酶系统发育不成熟，对某些药物的代谢延长，药物的半衰期延长，增加了药物的血浓度和毒性作用。

4. 肾脏排泄功能不足

新生儿特别是未成熟儿的肾功能尚不成熟，药物及其分解产物在体内滞留的时间延长，增加了药物的毒、副作用。

5. 先天遗传因素

要考虑家族中有遗传病史的患儿对某些药物的先天性异常反应；如有耳聋基因异常者，氨基苷类药物应用易导致耳聋；对家族中有药物过敏史者要慎用某些药物。

（二）药物选择

选择用药的主要依据是小儿年龄、病种和病情，同时要考虑小儿对药物的特殊反应和药物的远期影响。

1. 抗生素

小儿容易患感染性疾病，故常用抗生素等抗感染药物。儿科工作者既要掌握抗生素的药理作用和用药指征，更要重视其毒、副作用的一面。对个体而言，除抗生素本身的毒、副作用而外，过量使用抗生素还容易引起肠道菌群失衡，使体内微生态紊乱，引起真菌或耐药菌感染；对群体和社会来讲，广泛、长时间地滥用广谱抗生素，容易产生微生物对药物的耐受性，进而对人们的健康产生极为有害的影响。临床应用某些抗生素时必须注意其毒、副作用，如肾毒性、对造血功能的抑制作用等。

2. 肾上腺皮质激素

短疗程常用于过敏性疾病、重症感染性疾病等；长疗程则用于治疗肾病综合征、某些血液病、自身免疫性疾病等。哮喘、某些皮肤病则提倡局部用药。在使用中必须重视其副作用：①短期大量使用可掩盖病情，故诊断未明确时一般不用；②较长期使用可抑制骨骼生长，影响水、电解质、蛋白质、脂肪代谢，也可引起血压增高和库欣综合征；③长期使用除以上副作用外，尚可导致肾上腺皮质萎缩，可降低免疫力使病灶扩散；④水痘患儿禁用糖皮质激素，以防加重病情。

3. 退热药

一般使用对乙酰氨基酚和布洛芬，剂量不宜过大，可反复使用。

4. 镇静止喘药

在患儿高热、烦躁不安等情况下可考虑给予镇静药。发生惊厥时可用苯巴比妥、水合氯醛、地西泮等镇静止惊药。

5. 镇咳止喘药

婴幼儿一般不用镇咳药，多用祛痰药口服或雾化吸入，使分泌物稀释、易于咳出。哮喘病儿可局部吸入 β_2 受体激动剂类药物。

6. 止泻药与泻药

对腹泻患儿慎用止泻药，除用口服补液疗法防治脱水和电解质紊乱外，可适当使用保护肠黏膜的药物，或辅以微生态制剂以调节肠道的微生态环境。小儿便秘一般不用泻药，多采用调整饮食和松软大便的通便法。

7. 乳母用药

阿托品、苯巴比妥、水杨酸盐、抗心律失常药、抗癫痫药、抗凝血药等可经母乳影响哺乳婴儿，应慎用。

8. 新生儿、早产儿用药

幼小婴儿的肝、肾等代谢功能均不成熟，不少药物易引起毒、副作用，如磺胺类药可竞争白蛋白，使高胆红素血症中枢损害的风险增加、维生素 K_3 可引起溶血和黄疸、氯霉素可引起"灰婴综合征"等，故应慎重。

（三）给药方法

根据年龄、疾病及病情选择给药途径、药物剂型和用药次数，以保证药效和尽量减少对病儿的不良影响。在选择给药途径时，应尽量选用患儿和患儿家长可以接受的方式给药。

1. 口服法

口服法是最常用的给药方法。幼儿用糖浆、水剂、冲剂等较合适，也可将药片捣碎后加糖水吞服，年长儿可用片剂或药丸。给小儿喂药时最好将小儿抱起或头略抬高，以免呛咳时将药吐出。病情需要时可采用鼻饲给药。

2. 注射法

比口服法奏效快，但对小儿刺激大，肌内注射次数过多还可造成臀肌挛缩，影响下肢功能，故非病情必需不宜采用。肌内注射部位多选择臀大肌外上方；静脉推注多在抢救时应用；静脉滴注可使药物迅速达到有效血浓度，是住院病人常用的给药途径，使用时应根据年龄大小、药物半衰期、病情严重程度控制滴速和给药间隔。

在抗生素应用时间较长时，提倡使用序贯疗法，以提高疗效和减少抗生素的副作用。

3. 外用药

以软膏为多，也可用水剂、混悬剂、粉剂等。要警惕小儿用手抓摸药物，误入眼、口容易引起意外。

4. 其他方法

肺泡表面活性物质，主要用于新生儿呼吸窘迫综合征，通过气道给药。雾化吸入常用于支气管哮喘病人；灌肠法小儿采用不多，可用缓释栓剂；含剂、漱剂很少用于小龄儿，年长儿可采用。

（四）药物剂量计算

小儿用药剂量较成人更须准确。可按以下方法计算。

1. 按体重计算

按体重计算是最常用、最基本的计算方法，可算出每日或每次需用量：每日（次）剂量=病儿体重（kg）×每日（次）每千克体重所需药量。需连续应用数日的药，如抗生素、维生素等，都按每日剂量计算，再根据药物半衰期分次服用；而临时对症治疗用药如退热、催眠药等，常按每次剂量计算。病儿体重应以实际测得值为准。年长儿按体重计算如已超过成人量，则以成人量为上限。

2. 按体表面积计算

此法较按年龄、体重计算更为准确，因其与基础代谢、肾小球滤过率等生理活动的关系更为密切。小儿体表面积计算公式如下。

如体重≤30kg，小儿的体表面积（m²）= 体重（kg）×0.035+0.1。

如体重>30kg，小儿体表面积（m²）= ［体重（kg）-30］×0.02+1.05。

3. 按年龄计算

剂量幅度大、不需十分精确的药物，如营养类药物等可按年龄计算，比较简单易行。

4. 从成人剂量折算

小儿剂量=成人剂量×小儿体重（kg）/50，此法仅用于未提供小儿剂量的药物，所得剂量一般都偏小，故不常用。

采用上述任何方法计算的剂量，还必须与病儿具体情况相结合，才能得出比较确切的药物用量，如：新生儿或小婴儿肾功能较差，一般药物剂量宜偏小；但对新生儿耐受较强的药物如苯巴比妥，则可适当增大用量；需通过血-脑屏障发挥作用的药物，如治疗化脓性脑膜炎的磺胺类药或青霉素类药物剂量也应相应增大。用药目的不同，剂量也不同，如阿托品用于抢救中毒性休克时的剂量要比常规剂量大几倍到几十倍。

四、心理治疗原则

儿童心理治疗是指根据传统的和现代的心理分析与治疗理论而建立的系统治

疗儿童精神问题的方法，可分为个体心理治疗、群体治疗和家庭治疗等；包括儿童心理、情绪和行为问题、精神性疾病和心身性疾病等。

随着医学模式的转变，对小儿的心理治疗或心理干预不再仅是儿童心理学家和儿童精神病学家的工作，而应该贯穿于疾病的诊治过程中。由于心理因素在儿科疾病的治疗、康复中的重要性和普遍性越来越明显，要求儿科工作者在疾病的治疗中重视各种心理因素，学习儿童心理学的基本原理，掌握临床心理治疗和心理护理的基本方法。

儿童的心理、情绪障碍，如焦虑、退缩、抑郁和恐怖等，常常发生在一些亚急性、慢性非感染性疾病的病程中，尤其是在神经系统、内分泌系统、消化系统、循环和泌尿系统等疾病中，在门诊及住院治疗的过程中容易发生心理和情绪障碍。心理和情绪障碍既是疾病的后果，又可能是使病情加重或是使治疗效果不佳的原因之一。心身性疾患产生的一些突出症状，如慢性头痛、腹痛、腹泻等常与器质性病变相交织，使已经存在的疾患变得更加顽固和复杂。

常用的心理治疗包括支持疗法、行为疗法、疏泄法等，对初次治疗者要细心了解、观察，不强求儿童改变其行为以适合治疗者的意愿，要尊重儿童有自我改善的潜在能力，以暗示和循循善诱帮助儿童疏泄其内心郁积的压抑，激发其情绪释放，以减轻其心理和精神障碍的程度，促进原发病的康复。

患病使小儿产生心理负担，又进入陌生的医院环境，容易焦虑、紧张甚至恐怖。常见的症状为出现哭闹或沉默寡言、闷闷不乐，有的患儿拒谈、拒绝治疗或整夜不眠。安静、舒适和整洁的环境、亲切的语言、轻柔的动作、和蔼的面孔和周到的服务是改善患儿症状的关键。护理人员应通过细致的观察使心理护理个体化，获得患儿的信任和配合，促进疾病的痊愈和身心的康复。

五、伦理学原则

病人应当享有治疗权、知情权、不受伤害权、自主权和隐私权，保护和实现这些权利是医学道德和伦理学基本要求。10余年来，伦理问题受到高度重视。儿科医务人员必须考虑儿科工作的特点和患儿及其家属的心理、社会需要，在医疗过程中注意与成人治疗的区别，需要加强伦理学的视角，在工作中不断地学会站在病人的角度多为病人着想并且配合护理工作者开展医疗工作，以规范化的医疗服务于临床，以人性化的服务让病人满意、放心，本着为患儿终身负责的精神，做好每项医疗护理工作。

（一）自主原则与知情同意

现代儿科学比较强调儿童在医疗选择上的自主权，伦理学认为，一个行为个体是否应该具有医疗选择的自主权，并不取决于行为个体的年龄，而取决于行为个体是否具有行为能力。儿童有愿望、有能力体现个人自主权，而医师有责任在诊疗、预防及科研等各个领域对儿童自主权予以尊重。

（二）体检的伦理学问题

青春期是人生的重要转折期，处于青春发育期的青少年虽然还没有成年，但已经具备行为能力。躯体、心理都是一个逐渐成熟的过程，这需要医务工作者不要忽视从医学伦理学的角度去思考，从而使青春期儿童的诊疗更具人性化。对于青春期儿童，应注意尊重保密和保护个人隐私；尊重儿童自主权，这对敏感的青春期儿童尤为重要。

在毫无遮挡的情况下对患儿暴露体检，是忽视儿童隐私权的表现。体检中，应注意避免暴露与检查无关的部位，并使患儿乐于配合；在检查异性、畸形病人时，医师要注意态度庄重。

第八章　新生儿疾病

第一节　新生儿缺氧缺血性脑病

新生儿缺氧缺血性脑病（hypoxic-ischemic encephalopathy，HIE）是指围生期窒息引起的部分或完全缺氧、脑血流减少或暂停而导致胎儿或新生儿脑损伤，有特征性的神经病理和病理生理改变以及临床上脑病症状。HIE 的发生率报道不一：我国足月儿 HIE 发生率约为活产儿的 3%～6%，与发达国家相似（3%～5%），其中 15%～20% 患儿在新生儿期死亡，存活者中的 20%～30% 可能遗留不同程度的神经系统后遗症。因此，尽管近年来围生医学已取得巨大进展，HIE 仍是导致新生儿急性死亡和慢性神经系统损伤的主要原因之一。

一、病因

缺氧是 HIE 发病的核心，其中围生期窒息是最主要的病因。此外，出生后肺部疾患、心脏病变及大量失血或重度贫血等严重影响机体氧合状态的新生儿疾病也可引起 HIE。

（一）脑血流改变

当缺氧缺血为部分或慢性时，体内血液出现重新分配，以保证心、脑等重要器官血液供应，而肺、肾、胃肠道等相对次重要器官受损。随着缺氧时间延长，这种代偿机制丧失，脑血流最终因心功能受损、全身血压下降而锐减，并出现第 2 次血流重新分配，即大脑半球血流减少，以保证代谢最旺盛部位，如基底神经节、脑干、丘脑及小脑的血供，而大脑皮质矢状旁区及其下面的白质（大脑前、中、后动脉的边缘带）受损。如窒息为急性完全性，则上述代偿机制不会发生，脑损伤发生在基底神经节等代谢最旺盛的部位，而大脑皮质不受影响，甚至其他器官也不会发生缺血损伤。这种由于脑组织内在特性不同而具有对损害特有的高危性称选择性易损区，且处于发育早期的脑组织更易受损。足月儿的易损区在大脑矢状旁区的脑组织；早产儿的易损区则位于脑室周围的白质区。

（二）脑血管自主调节功能障碍

脑血管具有自主调节功能，以维持相当稳定的脑血流，但新生儿，尤其是早产儿本身自主调节功能较差。当出现缺氧缺血和高碳酸血症时可导致脑血管自主调节功能障碍，形成"压力被动性脑血流"，即脑血流灌注随全身血压的变化而波动。当血压高时，脑血流过度灌注可致颅内血管破裂出血；当血压下降、脑血流减少时，则引起缺血性脑损伤。

（三）脑组织代谢改变

葡萄糖占人类脑组织能量氧化供能的99%，但脑组织储存糖原很少；且新生儿脑重量占体重的比例远高于成人，故耗氧量和耗能量占全身比例更高。正常情况下，85%~95%的脑组织能量由葡萄糖氧化产生，其余的经无氧酵解转化为乳酸；而有氧代谢时每分子葡萄糖产能是无氧酵解时的19倍。缺氧时，由于脑组织无氧酵解增加，组织中乳酸堆积、能量产生急剧减少，最终引起能量衰竭并导致脑细胞死亡的瀑布样反应：①细胞膜上钠-钾泵、钙泵功能不足，使Na^+、水进入细胞内，造成细胞毒性脑水肿。②Ca^{2+}通道开启异常，大量Ca^{2+}进入细胞内，导致脑细胞不可逆的损害，同时还可激活某些受其调节的酶，引起胞质膜磷脂成分分解，从而进一步破坏脑细胞膜的完整性及通透性。③当脑组织缺血时，三磷酸腺苷（ATP）降解，腺苷转变为次黄嘌呤；当脑血流再灌注期重新供氧，次黄嘌呤在次黄嘌呤氧化酶的作用下产生氧自由基。④能量持续衰竭时，兴奋性氨基酸尤其是谷氨酸在细胞外聚积产生毒性作用，进一步诱发上述生化反应，引起细胞内Na^+、Ca^{2+}内流，自由基生成增多，以及脑血流调节障碍等相继发生，最终导致脑细胞水肿、凋亡和坏死。

二、病理学改变

病变的范围、分布和类型主要取决于损伤时脑组织成熟度、严重程度及持续时间。①脑水肿：为早期主要的病理改变。②选择性神经元死亡，包括凋亡和坏死及梗死：足月儿主要病变在脑灰质，包括脑皮质（呈层状坏死）、海马、基底节、丘脑、脑干和小脑半球，后期表现为软化、多囊性变或瘢痕形成。③出血：包括脑室、原发性蛛网膜下腔、脑实质出。④早产儿主要表现为脑室周围白质软化（PVL）、脑室周围-脑室内出血、脑室扩大和脑室周围终末静脉出血。PVL 包括局灶性和弥漫性，前者主要位于侧脑室的额部、体部和枕部三角区，包括囊性和非囊性病变，其中非囊性病变是临床上最常见的形式，而囊性病变是更严重的损伤形式。

三、临床表现

临床症状因新生儿日龄、损伤严重程度及持续时间而异。

根据新生儿的意识、肌张力、原始反射改变、有无惊厥、病程及预后等将 HIE 分为轻、中、重三度。

急性损伤、病变在两侧大脑半球者，症状常发生在出生后 24 小时内，其中 50%~70%可发生惊厥，特别是足月儿。惊厥最常见的表现形式为轻微发作型或多灶性阵挛型，严重者为强直型，同时有前囟隆起等脑水肿症状、体征。病变在脑干、丘脑者，可出现中枢性呼吸衰竭、瞳孔缩小或扩大、顽固性惊厥等脑干症状，并且常在 24~72 小时病情恶化或死亡。少数患儿在宫内已发生缺血缺氧性脑损伤，出生时 Apgar 评分可能正常，多脏器受损不明显，但出生后数周或数月逐渐出现神经系统受损症状和体征。

四、辅助检查

（一）血气分析

新生儿出生时应取脐动脉血行血气分析，pH 降低可反映胎儿宫内缺氧和酸中毒程度；碱剩余（BE）和二氧化碳分压（PCO_2）有助于识别酸中毒性质。

（二）脑影像学检查

1. B 超

具有无创、价廉、可在床边操作和进行动态随访等优点，有助于了解脑水肿、基底核和丘脑、脑室内及其周围出血、白质软化等病变，但对矢状旁区损伤不敏感。可在 HIE 病程早期（72 小时内）进行，并动态监测。

2. CT

有助于了解颅内出血的范围和类型，对于脑水肿、基底核和丘脑损伤、脑梗死等有一定的参考作用。最适检查时间为出生后 4~7 天，但不能床边检查，且辐射较重。

3. 磁共振成像 (MRI)

无放射线损伤，对脑灰质、白质的分辨率异常清晰，且轴位、矢状位及冠状位成像，能清晰显示 B 超或 CT 不易探及的部位，对于矢状旁区损伤尤为敏感，为判断足月儿和早产儿脑损伤的类型、范围、严重程度及评估预后提供了重要的影像学信息，应尽可能在早期（出生后 48 小时内）进行。弥散加权磁共振对早期缺血脑组织的诊断更敏感，在出生后第 1 天即可显示病变性质。

（三）脑电生理检查

1. 脑电图

HIE 表现为脑电活动延迟（落后于实际胎龄）、异常放电，背景活动异常（以低电压和爆发抑制为主）等。应在出生后 1 周内检查，可客观反映脑损害的严重程度、判断预后以及有助于惊厥的诊断。

2. 振幅整合脑电图 (aEEG)

aEEG 是常规脑电图的一种简化形式，具有简便、经济、可床边连续监测危重新生儿脑功能等优点，可评估 HIE 程度及预测预后。

五、诊断

目前诊断是按照 2005 年中华医学会儿科学会分会新生儿学组修订的新生儿 HIE 诊断标准，具体如下：①有明确的可导致胎儿宫内窘迫的异常产科病史，以及严重的胎儿宫内窘迫表现 [胎心率<100 次/分，持续 5 分钟以上和（或）羊水 Ⅲ 度污染]，或者在分娩过程中有明显窒息史。②出生时有重度窒息，指 Apgar 评分 1 分钟≤3 分，延续至 5 分钟时仍≤5 分，出生时脐动脉血气 pH≤7.00。③出生后不久出现神经系统症状，并持续至 24 小时以上，如意识改变（过度兴奋、嗜睡、昏迷）、肌张力改变（增高或减弱）、原始反射异常（吸吮、拥抱反射减弱或消失），病重时可有惊厥、脑干症状（呼吸节律改变、瞳孔改变、对光反射迟钝或消失）和前囟张力增高。④排除电解质紊乱、颅内出血和产伤等原因引起的抽搐，以及宫内感染、遗传代谢性疾病和其他先天性疾病所引起的脑损伤。同时具备以上 4 条者可确诊，如第④条暂时不能确定者可作为拟诊病例。目前尚无早产儿 HIE 诊断标准。

六、治疗

(一) 支持疗法

①维持良好的通气功能是支持疗法的中心，保持 $PaO_2 > 60 \sim 80$ mmHg、$PaCO_2$ 和 pH 在正常范围；根据血气结果给予不同方式的氧疗。②维持脑和全身良好的血流灌注是支持疗法的关键措施，避免脑灌注过低、过高或波动。低血压可用多巴胺、多巴酚丁胺等血管活性药物使血压维持在正常范围，以保证充足、稳定的脑灌注。③维持血糖在正常范围。

(二) 控制惊厥

惊厥是重度 HIE 的常见症状。控制惊厥有助于降低脑细胞代谢，首选苯巴比妥，负荷量为 20 mg/kg，于 15~30 分钟静脉滴入，若不能控制惊厥，1 小时后可加 10 mg/kg，12~24 小时后给维持量，每日 3~5 mg/kg。肝功能不良者改用苯妥英钠，剂量同苯巴比妥。顽固性抽搐者加用咪达唑仑，每次 0.1~0.3 mg/kg 静脉滴注或加用水合氯醛 50mg/kg 灌肠。

(三) 治疗脑水肿

避免输液过量是预防和治疗脑水肿的基础，每日输入液体总量不超过 60~80mL/kg。颅内压增高时，首选利尿剂呋塞米，每次 0.5~1mg/kg，静脉注射；严重者可用 20% 甘露醇，每次 0.25~0.5g/kg，静脉注射，每 6~12 小时 1 次，连用 3~5 天。一般不主张使用糖皮质激素。

(四) 亚低温治疗

亚低温治疗是指用人工诱导方法将体温下降 2~5℃，以降低能量消耗、减少细胞外谷氨酸、氧化反应而达到保护脑细胞作用，是目前国内外唯一证实其安全性、有效性的治疗新生儿 HIE 措施，可降低严重 HIE 的伤残率和死亡率。应用指征为中、重度足月新生儿；有头部或全身亚低温两种；治疗窗应于出生后 6 小时内，即二次能量衰竭间期，且越早疗效越好，持续 72 小时。

(五) 其他治疗

重组人类红细胞生成素、干细胞等治疗尚处于临床试验阶段。

（六）新生儿期后治疗

病情稳定后尽早行智力和体能的康复训练，有利于促进脑功能恢复，减少后遗症。

七、预后和预防

本病预后与 Apgar 评分水平，病情严重程度，抢救是否正确、及时有关。Apgar 评分小于或等于 3 分并持续至 15 分钟或以上，惊厥、意识障碍、脑干症状持续时间超过 1 周，脑电图持续异常者死亡率高，幸存者常遗留有不同程度的运动或智力障碍、癫痫等后遗症。加强母亲围生期保健，积极推广新法复苏，防治围生期窒息是预防本病的主要方法。

第二节　新生儿颅内出血

新生儿颅内出血是新生儿尤其早产儿的常见疾病，也是严重脑损伤的常见形式。其病死率高，严重者常留有神经系统后遗症。

一、病因和发病机制

（一）早产

胎龄 32 周以下的早产儿脑处于发育时期。在脑室周围的室管膜下及小脑软脑膜下的颗粒层均留存胚胎生发基质（germinal matrix，GM），是神经元增殖的部位，其有以下几个特点：①脑血流缺乏自主调节功能，呈压力被动性脑血流。当脑血流或压力突然改变时，即动脉压力升高时，脑血流量增加，导致毛细血管破裂出血；当动脉压力降低时，脑血流量减少，引起毛细血管缺血性损伤出血。②该组织是一未成熟的毛细血管网，其血管壁仅有一层内皮细胞，缺少胶原和弹力纤维支撑，易于破裂。③GM 血管壁的内皮细胞富含线粒体，耗氧量大，对缺氧及酸中毒十分敏感。当窒息缺氧、酸中毒时，可导致毛细血管破裂、出血。④小静脉系统呈 U 形回路汇聚于 Galen 静脉。该种特殊血流走向易导致血流缓慢或停滞、毛细血管床压力增加而出血。⑤纤维溶解蛋白活性增加。32 周以后 GM 逐步退化形成神经胶质细胞，构成出生后脑白质的基础。

（二）缺血缺氧

窒息时低氧或高碳酸血症可损害脑血流的自主调节功能，形成压力被动性脑血流以及脑血管扩张，引起血管内压增加，毛细血管破裂，或静脉淤滞、血栓形成，脑静脉血管破裂出血。

（三）损伤性

这种情况主要为产伤所致，如胎位不正、胎儿过大、急产、产程延长等，或使用高位产钳术、胎头吸引器、臀牵引等机械性损伤均可使天幕、大脑镰撕裂和脑表浅静脉破裂而导致硬膜下或颅内出血。其他如头皮静脉穿刺、吸痰、气管插管等频繁操作或机械通气时呼吸机参数设置不当等，可导致脑血流动力学突然改变或自主调节受损，引起毛细血管破裂而出血。同时早产儿血管自主调节范围窄，当血压突然改变较大时可导致出血。

（四）其他

新生儿肝功能不成熟、凝血因子不足或患其他出血性疾病，如同族免疫性或自身免疫性血小板减少性紫癜；母孕期患绒毛膜或羊膜囊炎，使用苯妥英钠、苯巴比妥、利福平等药物引起新生儿血小板或凝血因子减少；使用葡萄糖酸钙、甘露醇、碳酸氢钠等高渗溶液导致毛细血管破裂等。

二、临床表现

临床表现主要与出血部位和出血量有关：轻者可无症状，大量出血者可在短期内病情恶化而死亡。常见的症状与体征如下。①神志改变：激惹、嗜睡或昏迷。②呼吸改变：增快或减慢，不规则或暂停。③颅内压力增高：前囟隆起、血压增高、抽搐、角弓反张、脑性尖叫。④眼征：凝视、斜视、眼球震颤等。⑤瞳孔：不等大或对光反射消失。⑥肌张力：增高、减弱或消失。⑦其他：不明原因的苍白、贫血和黄疸。

根据颅内出血部位不同，临床上分为以下几种类型。

（一）脑室周围-脑室内出血

脑室周围-脑室内出血（periventricular-intraventricular hemorrhage，PVH-IVH）是早产儿颅内出血中常见的一种类型，也是引起早产儿死亡和伤残的主要原因之一，主要见于胎龄小于 32 周、体重低于 1500 g 的早产儿，且胎龄越小、发病率越高。据报道，出生体重<1500 g 的早产儿发病率约为 17.5%；2%~3% 的 PVH-IVH 可发生于足月儿，主要源于脉络丛，由损伤或窒息所致。近年来，由于产前皮质类固醇、出生后表面活性物质、吲哚美辛的应用，以及脐带结扎延期、温和通气等策略的实施，PVH-IVH 发病率或严重性已明显降低。头颅影像学将 PVH-IVH 分为 4 级。Ⅰ级：室管膜下生发基质出血。Ⅱ级：脑室内出血，但无脑室扩大。Ⅲ级：脑室内出血伴脑室扩大。Ⅳ级：脑室扩大伴脑、室旁白质损伤或脑室周围终末静脉出血性梗死。出血发生的时间 50% 在出生后第 1 天，90% 在出生后 72 小时内，仅少数发病时间更晚。PVH-IVH 中 25%~35% 发生出血性脑积水，主要发生于Ⅲ~Ⅳ级 PVH-IVH，是由于血液或血液小凝块阻塞中脑导水管，导致中脑导水管以上部位梗阻，双侧侧脑室、第三脑室扩大，脑实质受压、脑皮质变薄。临床上出现头围迅速增大、前囟饱满、颅缝分离，并遗留智力、运动发育障碍等后遗症。典型病例通常发生在初次出血后的 2~6 周。

（二）原发性蛛网膜下腔出血（primary subarachnoid hemorrhage，SAH）

出血原发部位在蛛网膜下腔内，不包括硬膜下、脑室内或小脑等部位出血后向蛛网膜下腔扩展。SAH 在新生儿中十分常见，尤其是早产儿，与缺氧、酸中毒、产伤等因素有关。由于出血常为缺氧引起，蛛网膜下腔的毛细血管内血液外渗，而非静脉破裂，故大多数出血量少，无临床症状，预后良好；部分典型病例表现为出生后第 2 天抽搐，但发作间歇正常。极少数大量出血者可出现反复中枢性呼吸暂停、惊厥、昏迷，于短期内死亡。该病主要的后遗症为交通性或阻塞性脑积水。

（三）脑实质出血（intraparenchymal hemorrhage，IPH）

常见于足月儿，多因小静脉栓塞后毛细血管内压力增高、破裂而出血。由于出血部位和量不同，临床症状差异很大：少量点片状出血，临床上可无明显症状；脑干出血早期可发生瞳孔变化、呼吸不规则和心动过缓等，但前囟张力可不高。当出血部位液化形成囊肿并与脑室相通时，引起脑穿通性囊肿。主要后遗症为脑性瘫痪、癫痫和智力或运动功能发育迟缓。由于支配下肢的神经传导束邻近侧脑室，向外依次为躯干、上肢、面部神经的传导束，故下肢运动障碍多见。

（四）硬膜下出血（subdural hemorrhage，SDH）

多由于机械损伤导致硬膜下血窦及附近血管破裂而出血，是产伤性颅内出血最常见的类型，多见于足月巨大儿或臀位异常难产、高位产钳助产儿。近年来由于产科技术提高，其发生率已明显下降。出血量少者可无症状；出血量较多者一般在出生 24 小时后出现惊厥、偏瘫和斜视等神经系统症状。严重的小脑幕、大脑镰撕裂和大脑表浅静脉破裂导致严重后颅凹出血，可引起脑干压迫症状，患儿可在出生后数小时内死亡。也有在新生儿期症状不明显，而数月后发生慢性硬脑膜下积液的病例。

（五）小脑出血（cerebellar hemorrhage，CH）

CH 包括原发性小脑出血、脑室内或蛛网膜下腔出血扩散至小脑、静脉出血性梗死，以及产伤引起小脑撕裂 4 种类型，多见于胎龄小于 32 周、出生体重低于 1500 g 的早产儿或有产伤史的足月儿，其临床症状与病因和出血量有关。严重者除一般神经系统症状外，主要表现为脑干压迫症状，可在短时间内死亡，预后较差，尤其是早产儿。

三、诊断

病史、症状和体征可提供诊断线索，但确诊须头颅影像学检查。头颅 B 超对颅脑中心部位病变的分辨率高，且可床边进行，因此成为 PVH-IVH 的特异性诊断手段，应为首选。美国神经学会推荐胎龄<30 周的早产儿出生时应常规行头超检查，直至 7~14 天；如有可能，经胎龄 36~40 周复查。蛛网膜下腔、后颅窝和硬膜外等部位出血 B 超不易发现，需行 CT、MRI 检查，其中 MRI 是确诊各种颅内出血、评估预后的最敏感检测手段。少数病例需与其他中枢神经系统疾病鉴别时，可行脑脊液检查。

四、治疗

（一）支持疗法

保持患儿安静，尽可能避免搬动、刺激性操作，维持正常、稳定的 PaO_2、$PaCO_2$、pH、渗透压、灌注压和血压，防止病情进一步加重。保持头在中线位置有利于颈静脉血流畅通，预防颈静脉充血而导致的颅内出血。

（二）止血

可选择使用维生素 K_1、巴曲酶等止血药，酌情使用新鲜冰冻血浆。

（三）控制惊厥

可给予止惊剂，如地西泮、苯巴比妥、左乙拉西坦等。

（四）降低颅内压

有颅内压力增高症状者用呋塞米，每次 0.5~1 mg/kg，每日 2~3 次静脉注射。中枢性呼吸衰竭者可用小剂量甘露醇，每次 0.25~0.5 g/kg，每 6~8 小时 1 次，静脉注射。

（五）脑积水

乙酰唑胺可减少脑脊液的产生，每日 10~30 mg/（kg·d），分 2~3 次口服，疗程不超过 2 周。Ⅲ级以上 PVH-IVH、梗阻性脑积水、侧脑室进行性增大者，可于病情稳定后（出生后 2 周左右）行脑室外引流。常用的方法有顶骨帽状腱膜下埋置储液器，或行脑室-腹腔分流术，以缓解脑室内压力。

五、预后

预后与出血量、出血部位、胎龄及围生期并发症等多种因素有关。早产，Ⅲ、Ⅳ级 PVH-IVH，伴有脑实质出血性梗死，预后差。严重颅内出血死亡率高达 27%~50%，幸存者常留有不同程度的神经系统后遗症，如脑瘫、癫痫、感觉运动障碍以及行为、认知障碍等。

六、预防

（一）加强孕妇围生期保健工作

避免早产；提高产科技术，减少围生儿窒息和产伤；对患有出血性疾病的孕妇及时治疗。

（二）提高医护质量

避免各种可能导致医源性颅内出血的因素。

第三节　新生儿胎粪吸入综合征

胎粪吸入综合征（meconium aspiration syndrome，MAS）或称胎粪吸入性肺炎，是由胎儿在宫内或产时吸入混有胎粪的羊水导致，以呼吸道机械性阻塞及肺组织化学性炎症为病理特征，出生后即出现呼吸窘迫，易并发肺动脉高压和肺气漏，多见于足月儿或过期产儿。分娩时羊水胎粪污染的发生率为 8%~25%，其中约 5% 发生 MAS。

一、病因和病理生理

（一）胎粪吸入

当胎儿在宫内或分娩过程中缺氧，肠道及皮肤血流量减少，迷走神经兴奋，肠壁缺血，肠蠕动增快，导致肛门括约肌松弛而排出胎粪。与此同时，缺氧使胎儿产生呼吸运动，将胎粪吸入气管内或肺内或在胎儿娩出建立有效呼吸后，将其吸入肺内。MAS 发生率与胎龄有关，如胎龄大于 42 周，发生率>30%，胎龄小于 37 周，发生率<2%，胎龄不足 34 周者极少有羊水胎粪污染的情况发生。

（二）不均匀气道阻塞

MAS 的主要病理变化是由胎粪机械性地阻塞呼吸道所致，肺不张、肺气肿和正常肺泡同时存在，其各自所占的比例决定患儿临床表现的轻重。

1. 肺不张

部分肺泡因其小气道被较大胎粪颗粒完全阻塞，其远端肺泡内气体吸收，引起肺不张，肺泡通气/血流比例失调，使肺内分流增加，导致低氧血症。

2. 肺气肿

黏稠胎粪颗粒不完全阻塞部分肺泡的小气道，形成"活瓣"，吸气时小气道扩张，使气体能进入肺泡；呼气时因小气道阻塞，气体不能完全呼出，导致肺气肿，肺泡通气量下降，发生 CO_2 潴留；若气肿的肺泡破裂则发生肺气漏。MAS 患儿可并发间质气肿、纵隔气肿或气胸等。

3. 正常肺泡

部分肺泡的小气道可无胎粪，但该部分肺泡的通换气功能可代偿性均增强。

（三）肺组织化学性炎症

当胎粪吸入后 12~24 小时，由于胎粪中胆盐等成分的刺激，局部肺组织可发生化学性炎症及间质性肺气肿。此外，胎粪还有利于细菌生长，故也可继发肺部的细菌性炎症。

（四）肺动脉高压

肺动脉高压多发生于足月儿，在 MAS 患儿中，约 1/3 可并发不同程度的肺动脉高压。在胎粪吸入所致的肺不张、肺气肿及肺组织炎症，以及肺表面活性物质（PS）继发性灭活的基础上，缺氧和混合性酸中毒进一步加重，使患儿肺血管阻力不能适应出生后环境的变化而下降，导致新生儿持续性肺动脉高压。

（五）其他

胎粪可使肺表面活性蛋白灭活，减少肺泡 SP-A 及 SP-B 的产生，导致肺顺应性降低、肺泡萎陷，进一步加重肺泡的通气和换气功能障碍。胎粪对肺表面活性蛋白合成分泌的抑制程度与吸入的胎粪量相关。

二、临床表现

常见于足月儿或过期产儿，多有宫内窘迫史和（或）出生窒息史。症状轻重与吸入羊水的性质（混悬液或块状胎粪等）和量的多少密切相关。若吸入少量或混合均匀的羊水，可无症状或症状轻微；若吸入大量或黏稠胎粪者，可致死胎或出生后不久即发生死亡。

（一）吸入混胎粪的羊水

诊断的必备条件：①分娩时可见羊水混胎粪；②患儿皮肤、脐带和指、趾甲床留有胎粪污染的痕迹；③口、鼻腔吸引物中含有胎粪；④气管插管时声门处或气管内吸引物可见胎粪（即可确诊）。

（二）呼吸系统表现

于出生即开始出现呼吸窘迫，随胎粪逐渐吸入远端气道，出生后 12~24 小时呼吸困难更为明显，表现为呼吸急促（通常>60 次/分）、青紫、鼻翼扇动和吸气性三凹征等，少数患儿也可出现呼气性呻吟。查体可见胸廓饱满似桶状，听诊早期有鼾音或粗湿啰音，继之出现中、细湿啰音。若呼吸困难突然加重，听诊呼吸音明显减弱，应疑似肺气漏的发生，严重者可发生张力性气胸。

（三）新生儿持续性肺动脉高压

持续而严重的青紫是 MAS 合并新生儿持续性肺动脉高压的最主要表现，并于哭闹、哺乳或躁动时青紫进一步加重；肺部体征与青紫程度不平行（即青紫重，体征轻）；部分患儿胸骨左缘第二肋间可闻及收缩期杂音，严重者可出现休克和心力衰竭。

此外，严重 MAS 可并发红细胞增多症、低血糖、低钙血症、HIE、多器官功能障碍及肺出血等。

三、辅助检查

（一）实验室检查

动脉血气分析示 pH 下降、PaO_2 降低、$PaCO_2$ 增高；还应进行血常规、血糖、血钙和相应血生化检查，气管内吸引物及血液的细菌学培养。

（二）X 线检查

两肺透过度增强伴有节段性或小叶性肺不张，也可仅有弥漫性浸润影或并发纵隔气肿、气胸等，上述改变在出生后 12~24 小时更为明显。部分 MAS 患儿其胸片的严重程度与临床表现并非成正相关。

（三）超声检查

彩色多普勒可用于评估和监测肺动脉的压力，若探测到动脉导管或卵圆孔水平的右向左分流，以及三尖瓣反流征象，更有助于新生儿持续性肺动脉高压的诊断。

四、诊断

有明确的吸入胎粪污染的羊水病史（气管插管时声门处或气管内吸引物可见胎粪），出生后不久出现呼吸窘迫，结合胸部 X 线改变，即可做出诊断。

五、治疗

(一) 促进气管内胎粪排出

对病情较重且出生后不久的 MAS 患儿，可气管插管后进行吸引，以减轻 MAS 引起气道阻塞。动物实验的结果证实，即使胎粪被吸入气道 4 小时后，仍可将部分胎粪吸出。

(二) 对症治疗

1. 氧疗

当吸入空气时，$PaO_2<50$ mmHg（6.7kPa）或 $TcSO_2<90\%$则需要氧疗。依据患儿缺氧程度选用不同的吸氧方式，如鼻导管、头罩、面罩等，以维持 PaO_2 50 ~80 mmHg（6.7~10.6kPa）或 $TcSO_2$ 90%~95%为宜。有条件者最好用加温湿化给氧，有助于胎粪排出。

2. 机械通气治疗

（1）持续气道正压通气（continuous positive airway pressure，CPAP）：当 $FiO_2>0.4$ 时，可试验性使用 CPAP，压力需个体化调节（一般 4~5cmH_2O）。但当肺部查体或胸片提示有过度充气表现时，应慎用 CPAP，否则可因加重肺内气体潴留，诱发肺气漏。

（2）常频机械通气（conventional mechanical ventilation，CMV）：当 $FiO_2>0.6$，$TcSO_2<85\%$，或 $PaCO_2>60$mmHg 伴$_p$H<7.25 时，应行 CMV 治疗。为防止气体潴留及肺气漏，一般选择中等呼吸频率（40~60 次/分），保证胸廓起伏的最小有效 PIP，低至中 PEEP（3~5 cmH_2O），足够的呼气时间（0.5~0.7 秒）。

（3）高频通气（high frequency ventilation，HFV）：其原理以快速频率送气，小潮气量快速叠加，提供持续张力维持肺容积增加。高频振荡通气（HFOV）在新生儿 HFV 中使用频率最高，目前已被广泛应用于 MAS 治疗，合并严重肺气漏和新生儿持续性肺动脉高压 [特别是需联合吸入一氧化碳（NO）者] 时，HFV 可作为呼吸机治疗的首选。

（4）体外膜肺氧合（extracorporeal membrane oxygenation，ECMO）：简称膜肺，用于危重 MAS，HFV 失败后的补救性治疗，国内刚刚开展新生儿 ECMO 技术，目前尚没有广泛应用于临床。

（三）肺表面活性物质治疗

由于本病继发性 PS 失活，近年来证实，补充外源性 PS 对改善肺顺应性及氧合有效，可用于严重 MAS，如联合高频通气、NO 吸入效果更佳，但确切结论仍有待于随机对照试验（RCT）进一步证实。

（四）其他

1. 限制液体入量

严重者常伴有肺水肿或心力衰竭，应适当限制液体入量。

2. 抗生素

对目前是否预防性应用抗生素仍存争议，但有继发细菌感染者，常选择广谱抗生素，并进一步根据血、气管内吸引物细菌培养及药敏结果调整抗生素。

3. 维持正常循环

出现低体温、苍白和低血压等休克表现者，应选用生理盐水或血浆等进行扩容，同时选择性应用血管活性药物，如多巴胺、多巴酚丁胺等。

4. 镇静剂及肌松剂

用于较大的新生儿，可减轻患儿呼吸机对抗及活瓣效应引起的过度通气，减少肺气漏的发生。

5. 保温、镇静

满足热卡需要，维持血糖和血清离子正常等。

六、预防

积极防治胎儿宫内窘迫和产时窒息。对羊水混有胎粪，在胎儿肩和胸部尚未娩出前，清理鼻腔和口咽部胎粪，目前不被推荐。通过评估，如新生儿有活力（有活力定义：呼吸规则，肌张力好，心率>100 次/分）可进行观察，不需气管插管吸引；如无活力，建议气管插管，将胎粪吸出。在气道胎粪吸出前，通常不应进行正压通气。

第九章　消化系统疾病

第一节　儿童消化系统解剖生理特点

一、口腔

口腔是消化道的起端，具有吸吮、吞咽、咀嚼、消化、味觉、感觉和语言等功能。足月新生儿出生时已具有较好的吸吮及吞咽功能。新生儿及婴幼儿口腔黏膜薄嫩，血管丰富，唾液腺不够发达，口腔黏膜易受损伤和发生局部感染；3~4个月时唾液分泌开始增加。婴儿口底浅，尚不能及时吞咽所分泌的全部唾液，常发生生理性流涎。

二、食管

食管长度在新生儿为 8~10 cm，1 岁时为 12 cm，5 岁时为 16 cm，学龄儿童为 20~25 cm，成人为 25~30 cm。食管全长相当于从咽喉部到剑突下的距离。插胃管时，从鼻根至剑突的距离作为插入的长度。食管横径，婴儿为 0.6~0.8 cm，幼儿为 1 cm，学龄儿童为 1.2~1.5 cm。食管 pH 通常在 5.0~6.8 cm。新生儿和婴儿的食管呈漏斗状，黏膜薄嫩、腺体缺乏、弹力组织及肌层尚不发达，食管下段括约肌发育不成熟，控制能力差，常发生胃食管反流。

三、胃

胃容量在新生儿约为 30~60 mL，1~3 个月时为 90~150 mL，1 岁时为 250~300 mL，5 岁时为 700~850 mL，成人约为 2000 mL。进乳后幽门即开放，胃内容物陆续进入十二指肠，故实际胃容量不受上述容量限制。婴儿胃略呈水平位，当开始行走时其位置变为垂直，其分泌的盐酸和各种酶和成人相比均较少，且酶活性低下，故消化功能差。胃平滑肌发育尚未完善，在充满液体食物后易使胃扩张。胃排空时间随食物种类不同而异：水的排空时间为 1.5~2 小时；母乳 2~3 小时；牛乳 3~4 小时。此外，早产儿胃排空的时间更慢，易发生胃潴留。

四、肠

儿童肠管相对比成人长，一般为身长的 5~7 倍（成人仅为 4 倍），或为坐高的 10 倍。小肠的主要功能包括运动（蠕动、摆动、分节运动）、消化、吸收及免疫。大肠的主要功能是贮存食物残渣、进一步吸收水分以及形成粪便。婴幼儿肠黏膜肌层发育差，肠系膜柔软而长，结肠无明显结肠带与脂肪垂，升结肠与后壁固定差，易发生肠扭转和肠套叠。婴幼儿的肠壁薄，故通透性高，屏障功能差，肠内毒素、消化不全产物等可能作为抗原经肠黏膜进入体内，加之口服耐受的免疫机制尚不完善，容易引起全身感染和过敏性疾病。由于婴儿大脑皮质功能发育不完善，进食时常引起胃-结肠反射，产生便意，所以大便次数多于年长儿。

五、肝

年龄越小，肝脏相对越大。婴儿肝结缔组织发育较差，肝细胞再生能力强，不易发生肝硬化，但易受各种不利因素的影响，如缺氧、感染、药物、先天性代谢异常等均可使肝细胞发生肿胀脂肪浸润变性、坏死、纤维增生而肿大等，影响其正常功能。婴儿时期胆汁分泌较少，故对脂肪的消化、吸收功能较差。

六、胰腺

出生后 3~4 个月时胰腺发育较快，胰液分泌量也随之增多，出生后 1 年，胰腺外分泌部分生长迅速，为出生时的 3 倍。胰液分泌量随年龄生长而增加。酶类出现的顺序：胰蛋白酶最先；而后是糜蛋白酶、羧基肽酶、脂肪酶；最后是淀粉酶。新生儿胰液所含脂肪酶活性不高，直到 2~3 岁时才接近成人水平。婴幼儿时期胰液及其消化酶的分泌易受炎热天气和各种疾病的影响而被抑制，发生消化不良。儿童时期如果反复发生胰腺炎，应注意其病因有先天性胰胆管发育异常的可能。

七、肠道细菌

在母体内，胎儿肠道是无菌的，出生后数小时细菌开始进入肠道，主要分布在结肠和直肠。肠道菌群受分娩方式、添加辅食时间和食物成分影响，单纯母乳喂养儿以双歧杆菌占绝对优势，人工喂养和混合喂养儿肠内的大肠埃希菌、嗜酸杆菌、双歧杆菌及肠球菌所占比例几乎相等。正常肠道菌群除了对侵入肠道的致病菌有一定的抵抗作用，肠道菌群及其代谢产物对一些儿童期生理功能如免疫、代谢、营养、消化、吸收等的发育成熟过程起着重要的作用。婴幼儿肠道正常菌群脆弱，易受许多内外界因素影响而致菌群失调，导致消化功能紊乱。

八、粪便

食物进入消化道至粪便排出时间因年龄而异：母乳喂养的婴儿平均为 13 小时，人工喂养者平均为 15 小时，成人平均为 18~24 小时。新生儿、婴儿口服钡剂到排出时间平均为 8 小时，成人平均为 24 小时。

（一）胎便

新生儿最初 3 日内排出的粪便，形状黏稠，呈橄榄绿色，无臭味。它由脱落的肠上皮细胞、浓缩的消化液、咽下的羊水所构成，2~3 日内转变为普通的婴儿粪便。

（二）人乳喂养儿粪便

人乳喂养儿粪便为黄色或金黄色，多为均匀膏状或带少许黄色粪便颗粒，或较稀薄，绿色、不臭，呈酸性反应（pH 4.7~5.1）。每日排便 2~4 次，一般在添加辅食后次数减少。

（三）人工喂养儿粪便

人工喂养儿粪便为淡黄色或灰黄色，较干稠，呈中性或碱性反应（pH 6~8）。因牛乳及其配方奶粉含酪蛋白较多，粪便有明显的蛋白质分解产物的臭味，有时可混有白色酪蛋白凝块。每日排便 1~2 次，易发生便秘。

（四）混合喂养儿粪便

混合喂养儿粪便与喂牛乳者相似，但较软、黄，添加淀粉类食物可使大便增多，稠度稍减，稍呈暗褐色，臭味加重。每日排便 1~3 次。添加各类蔬菜、水果等辅食时大便外观与成人粪便相似，初加菜泥时，常有小量绿色便排出。

第二节　胃炎和消化性溃疡

一、胃炎

胃炎是指由各种物理性、化学性或生物性有害因子引起的胃黏膜或胃壁炎性病变。根据病程分急性和慢性两种，慢性胃炎的发病率高。

(一) 病因和发病机制

1. 急性胃炎

多为继发性，是由严重感染、休克、颅内损伤、严重烧伤、呼吸衰竭和其他危重疾病所致的应激反应（又称急性胃黏膜损伤、急性应激性黏膜病变）。误服毒性物质和腐蚀剂、摄入由细菌及其毒素污染的食物、服用对胃黏膜有损害的药物（如阿司匹林等非甾体抗炎药）、食物过敏、胃内异物、情绪波动、精神紧张等均能引起胃黏膜的急性炎症。

2. 慢性胃炎

慢性胃炎是有害因子长期反复作用于胃黏膜引起损伤的结果，儿童慢性胃炎中以非萎缩性（以往称浅表性）胃炎最常见，约占 90%~95%，萎缩性胃炎和特殊类型胃炎少见。病因迄今尚未完全明确，可能与下列因素有关。

(1) 幽门螺杆菌（Hp）感染

已证实 Hp 的胃内感染是胃炎的主要病因，在活动性、重度胃炎中 Hp 检出率很高。慢性胃炎的家族聚集倾向也表明了 Hp 在家族成员间的传播。

(2) 胆汁反流

各种原因引起胃肠道动力异常，十二指肠胃反流，反流的胆盐刺激减弱了胃黏膜对离子通透的屏障功能，使得胃液中氢离子得以反弥散进入胃黏膜，引起炎症。

(3) 长期食（服）用刺激性食物和药物

如食用粗糙、过硬、过冷、过热、辛辣的食品，经常暴饮暴食，饮浓茶、咖啡，服用阿司匹林等非甾体抗炎药及类固醇激素类药物。

（4）神经精神因素

持续精神紧张、压力过大，可使消化道激素分泌异常。

（5）全身慢性疾病影响

如慢性肾炎、尿毒症、重症糖尿病、肝胆系统疾病、类风湿关节炎、系统性红斑狼疮等。

（6）其他因素

如环境、遗传、免疫、营养等因素均与发病有关。

（二）临床表现

1. 急性胃炎

发病急骤，轻者仅有食欲缺乏、腹痛、恶心、呕吐，严重者可出现呕血、黑便、脱水、电解质及酸碱平衡紊乱。有感染者常伴有发热等全身中毒症状。

2. 慢性胃炎

常见症状为反复发作、无规律性的腹痛，疼痛经常出现于进食过程中或餐后，多数位于上腹部、脐周，部分患儿部位不固定，轻者为间歇性隐痛或钝痛，严重者为剧烈绞痛。常伴有食欲缺乏、恶心、呕吐、腹胀，继而影响营养状况及生长发育。胃黏膜糜烂出血者伴呕血、黑便。

（三）辅助检查

1. 胃镜检查

胃镜检查是最有价值、可靠的诊断手段，可直接观察胃黏膜病变及其程度，可见黏膜广泛充血、水肿、糜烂、出血，有时可见黏膜表面的黏液斑或反流的胆汁。Hp 感染时，还可见到胃黏膜微小结节形成（又称胃窦小结节或淋巴细胞样小结节增生）。同时可取病变部位组织进行幽门螺杆菌和病理学检查。

2. 幽门螺杆菌检测

这种检测分为侵入性和非侵入性两大类。侵入性检测需通过胃镜检查取胃黏膜活组织，包括：①快速尿素酶试验；②组织学检查；③Hp 培养。非侵入性检查主要有：①^{13}C 尿素呼吸试验；②粪便 Hp 抗原检测；③血清学检测抗 Hp-IgG 抗体。

（四）病理

1. 急性胃炎

表现为上皮细胞变性、坏死，固有膜大量中性粒细胞浸润，没有或极少有淋巴细胞、浆细胞，腺体细胞呈不同程度的变性坏死。

2. 慢性胃炎

非萎缩性胃炎见上皮细胞变性，小凹上皮细胞增生，固有膜炎症细胞主要为淋巴细胞、浆细胞浸润。萎缩性胃炎主要为固有腺体萎缩，肠腺化生及炎症细胞浸润。

（五）诊断和鉴别诊断

根据病史、体检、临床表现、胃镜和病理学检查，基本可以确诊。由于引起儿童腹痛的病因很多，急性发作的腹痛必须注意与外科急腹症以及肝、胆、胰、肠等腹内脏器的器质性疾病、腹型过敏性紫癜相鉴别。慢性反复发作的腹痛应与消化性溃疡、嗜酸细胞胃肠炎、肠道寄生虫病及功能性腹痛等疾病鉴别。

1. 肠蛔虫病

常有不固定腹痛、偏食、异食癖、恶心、呕吐等消化功能紊乱症状，有时出现全身过敏症状。往往有吐虫、排虫史，粪便查找虫卵，驱虫治疗有效等可协助诊断。随着卫生条件的改善，肠蛔虫病在我国已经大为减少。

2. 嗜酸细胞胃肠炎

嗜酸细胞在胃肠黏膜浸润所致的胃肠疾病，其中黏膜型与本病临床症状相似，但按一般胃炎治疗效果不佳。

3. 心理因素所致功能性（再发性）腹痛

这种腹痛是一种常见的儿童期心身疾病。原因不明，与情绪改变、生活事件、家庭成员过度焦虑等有关。表现为弥漫性、发作性腹痛，持续数十分钟或数小时而自行缓解，可以伴有恶心、呕吐等症状。临床和辅助检查往往没有阳性发现。

（六）治疗

1. 急性胃炎

去除病因，积极治疗原发病，避免服用一切刺激性食物和药物，及时纠正水、电解质紊乱。有上消化道出血者应卧床休息，保持安静，监测生命体征及呕吐与黑粪情况。静脉滴注抑酸剂，口服胃黏膜保护剂，可用局部黏膜止血的方法。细菌感染者应用有效抗生素。

2. 慢性胃炎

（1）饮食治疗

养成良好的饮食习惯和生活规律。饮食定时定量，避免食用刺激性食品和对胃黏膜有损害的药物。

（2）药物治疗

①黏膜保护剂：如碱式碳酸铋、硫糖铝、蒙脱石粉剂等；②抑制胃酸药物：常用西咪替丁、雷尼替丁、法莫替丁等；③胃肠动力药：腹胀、呕吐或胆汁反流者加用多潘立酮、西沙必利、莫沙必利等；④有幽门螺杆菌感染者应进行规范的抗 Hp 治疗。药物治疗时间视病情而定。

二、消化性溃疡

消化性溃疡主要是指发生在胃和十二指肠的慢性溃疡，即胃溃疡（GU）和十二指肠溃疡（DU）。各年龄儿童均可发病，以学龄儿童多见。婴幼儿多为急性、继发性溃疡，常有明确的原发疾病，GU 和 DU 发病率相近。年长儿多为慢性、原发性溃疡，以 DU 多见，男孩多于女孩，可有明显的家族史。

（一）病因和发病机制

原发性消化性溃疡的病因与诸多因素有关，确切发病机制至今尚未完全阐明。目前认为，溃疡的形成是对胃和十二指肠黏膜有损害作用的侵袭因子（酸、胃蛋白酶、胆盐、药物、微生物及其他有害物质）与黏膜自身的防御因素（黏膜屏障、黏液–重碳酸盐屏障、黏膜血流量、细胞更新、前列腺素等）之间失去平衡的结果。一般认为，与酸增加有关的因素对十二指肠溃疡的意义较大，而组织防御减弱对胃溃疡有更重要的意义。

1. 胃酸和胃蛋白酶的侵袭力

酸和胃蛋白酶是对胃和十二指肠黏膜有侵袭作用的主要因素。新生儿出生后 1~2 天胃酸分泌高，与成人相同，4~5 天时下降，以后又逐渐增高，故出生后 2~3 天亦可发生原发性消化性溃疡。因胃酸分泌随年龄而增加，因此年长儿消化性溃疡的发病率和婴幼儿的相比较高。

2. 胃和十二指肠黏膜的防御功能

决定胃黏膜抵抗损伤能力的因素包括黏膜血流、上皮细胞的再生、黏液分泌和黏膜屏障的完整性。在各种攻击因子的作用下，黏膜血液循环及上皮细胞的分泌与更新受到影响，屏障功能受损，发生黏膜缺血、坏死，形成溃疡。

3. 幽门螺杆菌感染

有调查表明，大部分原发性溃疡患者存在 Hp 感染，Hp 被根除后溃疡的复发率即下降，说明 Hp 在溃疡病发病机制中起重要作用。

4. 遗传因素

消化性溃疡的发生具有遗传因素的证据，部分患儿可以有家族史，GU 和 DU 同胞患病比一般人群分别高 1.8 倍和 2.6 倍，单卵双胎发生溃疡的一致性也较高，但其家族史也与 Hp 感染的家族聚集倾向有关。

5. 其他

精神创伤、中枢神经系统病变、气候因素、外伤、手术后饮食习惯不当，如暴饮暴食，食用过冷、油炸食品，服用对胃黏膜有刺激性的药物，如非甾体抗炎药、类固醇激素等，均可降低胃黏膜的防御能力，引起胃黏膜损伤。

继发性溃疡是由全身疾病引起的胃、十二指肠黏膜局部损害。见于各种危重疾病所致的应激反应（参见急性胃炎病因）。

（二）病理

DU 好发于球部，偶尔位于球后以下的部位，称球后溃疡。多为单发，也可多发。GU 多发生在胃窦、胃角，少数可发生在胃体、幽门管内。溃疡大小不等、深浅不一，胃镜下观察呈圆形、不规则圆形或线形，底部有灰白苔，周围黏膜充血、水肿。溃疡浅者累及黏膜肌层，深者达肌层甚至浆膜层，溃破血管时引起出血，穿破浆膜层时引起穿孔。十二指肠球部因黏膜充血、水肿，或因多次复发后纤维组织增生和收缩而导致球部变形，有时出现假憩室。胃和十二指肠同时有溃疡时称复合溃疡。

（三）临床表现

由于溃疡在各年龄阶段的好发部位、类型和演变过程不同，临床症状和体征也有所不同，年龄越小症状越不典型，不同年龄患者的临床表现有各自的特点。

1. 新生儿期

继发性溃疡多见，常见原发病有早产、出生窒息等缺血缺氧，败血症，低血糖，呼吸窘迫综合征和中枢神经系统疾病等。常表现急性起病、呕血、黑便，出生后 2~3 天亦可发生原发性溃疡。

2. 婴儿期

继发性溃疡多见，发病急，首发症状可为消化道出血和穿孔。原发性以 GU 多见，表现为食欲差、呕吐、进食后啼哭、腹胀、生长发育迟缓，也可表现为呕血、黑便。

3. 幼儿期

GU 和 DU 发病率相等，常见进食后呕吐，间歇发作，脐周及上腹部疼痛，烧灼感少见，夜间及清晨痛醒，可发生呕血、黑便甚至穿孔。

4. 学龄前及学龄期

以原发性 DU 多见，主要表现为反复发作，脐周及上腹部胀痛、烧灼感，饥饿时或夜间多发。并发穿孔时疼痛剧烈并放射至背部或左右上腹部。严重者可出现呕血、便血、贫血。也有仅表现为贫血，少数患儿表现为无痛性黑便、晕厥，甚至休克。

（四）并发症

并发症主要为出血、穿孔和幽门梗阻，常可伴发缺铁性贫血。消化道出血常是小儿消化性溃疡的首发症状，重症可出现失血性休克。如溃疡穿孔至腹腔或邻近器官，可出现腹膜炎、胰腺炎等；如炎症和水肿较广泛，可出现急慢性梗阻。

（五）辅助检查

1. 消化道出血相关的实验室检查

此类检查包括血常规示失血性贫血，粪便潜血试验阳性等。

2. 上消化道内镜检查

上消化道内镜检查是诊断溃疡病准确率最高的方法。内镜观察不仅能准确诊断溃疡、观察病灶大小、周围炎症的轻重、溃疡表面有无血管暴露，同时又可采集黏膜活检，行病理组织学和细菌学检查，还可以在内镜下控制活动性出血。内镜下溃疡可呈圆形或椭圆形病灶，边界清楚，中央有灰白色苔状物，可分为活动期（A）、愈合期（H）和瘢痕期（S），其中每个病期又可分为1~2个阶段。

3. 胃肠 X 线钡餐造影

这种方法适用于对胃镜检查有禁忌者。

（1）直接征象

发现胃和十二指肠壁龛影可确诊。

（2）间接征象

溃疡对侧切迹，十二指肠球部痉挛、畸形对本病有诊断参考价值。因儿童溃疡浅表，钡餐通过快，其检出率和成人相比较低，且假阳性率较高，气钡双重对比造影效果会有改善。

4. 幽门螺杆菌检测

见慢性胃炎部分。我国儿童 Hp 现症感染的诊断应符合下述四项之一：①Hp培养阳性；②组织病理学检查和快速尿素酶试验均阳性；③组织病理学检查和快速尿素酶试验结果不一致时，需进一步行非侵入性检查如^{13}C 尿素呼吸试验或粪便 Hp 抗原检测；④消化性溃疡出血时，组织病理学检查和快速尿素酶试验中任一项阳性。

（六）诊断和鉴别诊断

儿童消化性溃疡的症状和体征不如成人典型，剑突下有烧灼感或饥饿痛；反复发作、进食后缓解的上腹痛，夜间及清晨症状明显；与饮食有关的呕吐；反复胃肠不适，且有溃疡病，尤其是 DU 家族史；原因不明的呕血、便血；粪便潜血试验阳性的贫血患儿等，均应警惕消化性溃疡的可能，及时进行内镜检查，尽早明确诊断。以下症状应与其他疾病鉴别，具体如下。

1. 腹痛

应与肠痉挛、蛔虫症、腹内脏器感染、结石、腹型过敏性紫癜等疾病鉴别。

2. 呕血

新生儿和小婴儿呕血可见于新生儿自然出血症、食管裂孔疝等；年长儿需与肝硬化致食管静脉曲张破裂及全身出血性疾病鉴别，有时还应与咯血鉴别。

3. 便血

消化性溃疡出血多为柏油样便，鲜红色便仅见于大量出血者。应与肠套叠、梅克尔憩室、息肉、腹型过敏性紫癜及血液病所致出血鉴别。

（七）治疗

目的是缓解和消除症状，促进溃疡愈合，防止复发，并预防并发症。

1. 一般治疗

培养良好的生活习惯，饮食定时定量，避免过度疲劳及精神紧张，消除有害因素，如避免食用刺激性食物和药物。如有出血时，应积极监护治疗，以防失血性休克。应监测生命体征，如血压、心率及末梢循环。禁食，同时注意补充足够血容量。如失血严重时，应及时输血。必要时可行消化道局部止血（如喷药、胃镜下硬化、电凝治疗）及全身止血。

2. 药物治疗

原则为抑制胃酸分泌和中和胃酸，强化黏膜防御能力，抗幽门螺杆菌治疗。

（1）抑制胃酸治疗

抑制胃酸治疗是消除侵袭因素的主要途径，常用方法具体如下。①H_2 受体拮抗剂（H_2RI）：可直接抑制组胺、阻滞乙酰胆碱分泌，达到抑酸和加速溃疡愈合的目的。可用西咪替丁，每日 10~15 mg/kg，分 4 次于饭前 10~30 分钟口服，或每日分 1~2 次静脉滴注；雷尼替丁，每日 3~5 mg/kg，每 12 小时 1 次，或每晚 1 次口服，或每日分 2~3 次静脉滴注，疗程均为 4~8 周；法莫替丁 0.9 mg/kg，睡前 1 次口服，或每日 1 次（严重者每 12 小时 1 次）静脉滴注，疗程 2~4 周。②质子泵抑制剂（PPI）：作用于胃黏膜壁细胞，降低壁细胞中的 H^+-K^+-ATP 酶活性，阻止 H^+ 从细胞质内转移到胃腔而抑制胃酸分泌。常用奥美拉唑，剂量为每日 0.6~0.8 mg/kg，清晨顿服。疗程 2~4 周，还有兰索拉唑、埃索美拉唑等，可根据年龄特点选用。③中和胃酸的抗酸剂：起缓解症状和促进溃疡愈合的作用。

（2）胃黏膜保护剂

①硫糖铝：常用剂量为每日 10~25 mg/kg，分 4 次口服，疗程 4~8 周；②胶体次枸橼酸铋剂：剂量为每日 6~8 mg/kg，分 2 次口服，疗程 4~6 周。本药有导致神经系统不可逆损害和急性肾衰竭等副作用，长期大剂量应用时应谨慎，最好有血铋监测。

（3）抗幽门螺杆菌治疗

有 Hp 感染的消化性溃疡，需要进行 Hp 感染根除治疗，常用的药物具体如下。① 抗生素：阿莫西林 50 mg/（kg·d）分 2 次；克拉霉素 15~20 mg/（kg·d）分 2 次；甲硝唑 20mg/（kg·d）分 2 次；替硝唑 20mg/（kg·d）分 2 次。②铋剂：枸橼酸铋钾（>6 岁）。③抗酸分泌药：如奥美拉唑。

目前多主张联合用药，以下是可供参考的方案。①一线方案：PPI+克拉霉素+阿莫西林，疗程 10 或 14 天，若青霉素过敏则换用替硝唑。克拉霉素耐药率较高的地区，含铋剂的三联疗法（阿莫西林+甲硝唑+胶体次枸橼酸铋剂）以及序贯疗法（PPI+阿莫西林 5 天，PPI+克拉霉素+甲硝唑 5 天）可作为一线疗法。②二线方案：用于一线方案失败者，PPI+阿莫西林+甲硝唑（或替硝唑）+胶体次枸橼酸铋剂或伴同疗法（PPI+克拉霉素+阿莫西林+甲硝唑），疗程 10 或 14 天。

3. 手术治疗

消化性溃疡一般不需手术治疗，但如有以下情况，应根据个体情况考虑手术治疗：①溃疡合并穿孔；②难以控制的出血，失血量大，48 小时内失血量超过血容量的 30%；③瘢痕性幽门梗阻，经胃肠减压等保守治疗 72 小时仍无改善；④慢性难治性疼痛。

第三节　炎症性肠病

炎症性肠病是指一组原因不明的非特异性慢性胃肠道炎症性疾病，包括溃疡性结肠炎、克罗恩病和未定型结肠炎。近年来，儿童炎症性肠病发病率有上升趋势，严重影响着本病患儿的生长发育和生活质量。炎症性肠病特别是克罗恩病多在青少年期起病，据统计 20%~30% 炎症性肠病在儿童期就被诊断。儿童炎症性肠病患者的临床表现多以初发型为主，发病年龄越小，症状越严重。年龄<6 岁的炎症性肠病是一特殊形式的炎症性肠病，其临床表型及基因与晚发型炎症性肠病均不同，被定义为极早发型炎症性肠病。极早发型炎症性肠病疾病的严重程度更重，更具有侵袭性，对既往传统治疗手段反应差，一般同时伴有原发性免疫缺陷病。

一、病因和发病机制

炎症性肠病病因与发病机制至今仍未完全明确，但公认系遗传、环境及免疫等多种因素综合作用的结果。目前认为其发病机制是由感染等诱发过度肠黏膜免疫反应，在具有遗传易感性的人群中导致肠黏膜损伤。

（一）遗传因素

流行病学资料表明，本病发病呈明显种族差异和家族聚集性，不同种族人群中炎症性肠病发病率存在较大差异，其中白种人发病率最高，其次为美洲黑人，亚洲人种发病率最低。随着免疫学、遗传学、分子生物学的迅速发展，特别是全基因组关联研究、基因芯片等技术的应用，目前已经越来越多地发现与炎症性肠病发病易感性相关的基因位点。极早发型炎症性肠病患者多为单基因疾病或与免疫系统疾病相关的罕见突变多基因疾病。

（二）环境因素

工业化国家儿童炎症性肠病的发病率高于非工业化国家，城市儿童的发病率高于农村和山区，迁居欧美的亚洲移民及其后代的炎症性肠病易感性明显增加，提示各种因素如感染、吸烟、饮食、肠道菌群、居住地气候等均可能参与了炎症性肠病的发病。

（三）免疫因素

免疫失调在炎症性肠病的发病机制中发挥重要作用。肠黏膜上皮细胞、基质细胞、肥大细胞、内皮细胞等与免疫细胞间相互作用，调节肠黏膜免疫的动态平衡，维持肠黏膜结构的稳定。上述的相互作用失调，即可造成组织损伤和慢性炎症，导致炎症性肠病发生。中性粒细胞、巨噬细胞、T 和 B 淋巴细胞等免疫细胞释放的抗体、细胞因子和炎症介质均可引起组织破坏和炎性病变。

二、病理

溃疡性结肠炎主要累及结肠及直肠，偶尔累及回肠末端，亦可能累及阑尾，极少累及上消化道，病变呈弥漫性、连续性分布，多位于黏膜层，浆膜层无明显异常。镜下为非特异性炎症，多局限于黏膜层及黏膜下层，固有层内可见淋巴细胞、浆细胞、单核细胞浸润，急性期常伴有多量中性粒细胞及嗜酸性粒细胞浸润。腺体破坏是该病的重要特征，肠黏膜隐窝处多见隐窝脓肿形成，腺体上皮细胞坏死、结构破坏，同时杯状细胞减少，潘氏细胞化生，腺上皮增生，核分裂增多。

克罗恩病可侵犯整个消化道，最常累及末端回肠，极少累及直肠，病变呈节段性分布。镜下可见单核细胞、浆细胞、嗜酸性粒细胞、肥大细胞、中性粒细胞等急、慢性炎症细胞浸润肠壁全层，有时形成裂隙样溃疡，上皮样细胞及多核巨细胞形成非干酪样坏死性肉芽肿，黏膜下层水肿，淋巴管、血管扩张，部分血管周围可见粗大、扭曲的神经纤维，神经节细胞增生，伴有纤维组织增生。

三、临床表现

溃疡性结肠炎和克罗恩病共同临床特征有：多呈亚急性或慢性起病，近年也可见部分以急性暴发型起病者，均可表现有腹胀、腹痛、腹泻，大便呈黏液稀便、黏液脓便或脓血便，甚至血水样便，可能有里急后重情况。可能出现有不同程度发热以及出现各种肠外表现，如关节炎、强直性脊柱炎、皮疹、虹膜睫状体炎等。病程较长或反复发作会对患儿营养和生长发育造成很大影响。溃疡性结肠炎和克罗恩病都可能有肠出血、肠狭窄、肠梗阻、肠穿孔等并发症。

溃疡性结肠炎和克罗恩病的不同临床特点：克罗恩病患儿因常累及回盲部，腹痛多在右下腹，多表现为绞痛或痉挛性锐痛，呈阵发性发作，绞痛多发生在餐后。大便为黏液便或水样便，也可表现便秘与腹泻交替现象。因为累及小肠的消化吸收功能，对生长发育影响更明显。早期病例容易误诊为阑尾炎，迁延过程又容易误诊为肠结核。与成人不同，儿童克罗恩病患者因病程短，很少有腹部包块形成，但可有肛周病变，包括肛门直肠周围瘘管、脓肿形成及肛裂等病变。溃疡性结肠炎患儿的肠道损害多先出现在远端结肠和乙状结肠，因此腹痛多在左下腹，以持续性隐痛或钝痛为主要特征，腹泻后腹痛可缓解。大便多呈黏液或脓血，甚至血水样便，多伴里急后重，容易误诊为痢疾或感染性结肠炎。

四、辅助检查

（一）实验室检查

包括全血细胞计数、血沉、C反应蛋白（CRP）、血清白蛋白等。活动期白细胞计数可升高，CRP可升高，血沉可加快。严重或病情持续病例血清白蛋白下降。粪便常规与培养对非炎症性肠病的肠道感染可起鉴别作用。血清标志物：抗中性粒细胞胞质抗体和抗酿酒酵母抗体（ASCA）分别为溃疡性结肠炎和克罗恩病的相对特异性抗体，有助于溃疡性结肠炎和克罗恩病的诊断和鉴别诊断。

（二）胃肠道内镜检查

疑似炎症性肠病患儿就诊时均应完善全面的内镜检查及活检，包括食管胃十二指肠镜和结肠镜检查。小肠镜检查对发生在小肠的克罗恩病有独特的诊断价值。胶囊内镜亦可用于观察年长儿小肠克罗恩病，但缺点是不能活体组织检查。

（三）X线钡剂灌肠检查

胃肠钡剂造影和气钡双重造影可显示炎症性肠病病变以及肠管的狭窄、僵硬和内瘘。一些放射学征象可以提示克罗恩病处于活动期，如黏膜呈鹅卵石样改变、溃疡、小肠袢分离、病变呈跳跃性节段性分布。由于肠腔狭窄，结肠镜无法检查全部结肠时，钡剂灌肠是有用的检查方法，但是病情急重时不宜做钡剂灌肠检查，以免加重病情或诱发中毒性巨结肠。

（四）腹部CT扫描

可以发现节段性肠壁增厚（肠壁>3mm）；肠壁强化显示为多层，或肠壁分为两层，伴有显著黏膜强化和黏膜下低密度现象；肠系膜血管呈扭曲、扩张、增多的状态；肠系膜淋巴结肿大；肠外并发症：瘘管、窦道、脓肿、肠穿孔、狭窄等。

（五）MRI或MRI双重造影

以气体和等渗液体扩张肠道，并静脉注射钆剂增强，使肠腔内、肠壁和肠腔外的结构得以显示，加上MRI具有极好的对比、多平面成像和无辐射的特点，在儿童克罗恩病的诊断中得到越来越多的应用。

五、诊断和鉴别诊断

对于腹痛、腹泻、便血和体重减轻等症状持续4周以上的患儿，应高度怀疑炎症性肠病，结合患儿的肠外表现、实验室检查、内镜检查、病理检查、影像学检查等做出诊断。由于本病治疗上的特殊性，需与下述疾病相鉴别。

（一）肠结核

回盲部肠结核和克罗恩病鉴别相当困难。肠镜下两病无特征性区别，一般来说，纵行溃疡多见于克罗恩病，而横向溃疡多见于结核。肠结核不常见瘘管及肛周病变。对鉴别有困难者，建议先行诊断性抗结核治疗。

（二）急性阑尾炎

起病急，病史短，腹泻少见，常有转移性右下腹痛，血象白细胞计数增高更为显著。

（三）其他

如慢性细菌性痢疾、阿米巴肠炎、出血坏死性肠炎、腹型过敏性紫癜、白塞病、肠道淋巴瘤等，在鉴别诊断中亦需考虑。

六、治疗

儿童炎症性肠病治疗目标与成人一致：诱导并维持临床缓解及黏膜愈合，防治并发症，改善患儿生存质量，并尽可能减少对患儿生长发育的不良影响。

（一）营养支持

炎症性肠病患儿的发病高峰年龄是儿童生长发育的关键时期，除了生长发育对营养物质的需求量增加之外，炎症性肠病患儿常有食欲下降、营养物质吸收障碍和营养物质丢失增多等现象，营养治疗是炎症性肠病治疗的重要措施之一。在轻中度儿童克罗恩病的诱导缓解中，尤其强调营养治疗的重要性。可以给予全肠内营养，即停止经口摄食，给予多聚配方或要素配方，经鼻胃管喂养。有研究显示，全肠内营养甚至可以取代激素治疗用于对克罗恩病的诱导缓解。

（二）药物治疗

1. 氨基水杨酸类药物

5-氨基水杨酸（5-ASA）是临床治疗炎症性肠病并预防其复发的最常用药物，具有抑制局部炎症、清除自由基和抑制免疫反应等作用。5-ASA 可用于溃疡性结肠炎的诱导缓解，可口服和（或）直肠给药，是目前轻中度溃疡性结肠炎患者用于诱导缓解以及维持治疗的一线药物。5-ASA 用于克罗恩病患儿的诱导及缓解治疗尚存争议。目前认为，对于儿童轻度或轻中度回肠克罗恩病、回结肠克罗恩病及结肠克罗恩病的患者可选择 5-ASA，剂量与溃疡性结肠炎患儿相同。

2. 糖皮质激素

可以通过降低毛细血管通透性，稳定细胞膜，减少白三烯、前列腺素及血栓素等炎症因子的释放，抑制炎症反应，从而缓解临床症状，有效控制急性活动性炎症。一般适用于炎症性肠病急性发作期，足量 5-ASA 治疗无效时，通常不用于维持缓解治疗。儿童泼尼松口服从 $1 \sim 2$ mg/（kg·d）开始，症状改善后，逐渐减少用量，直到彻底停药，其他还可采用甲泼尼龙 $1 \sim 1.5$ mg/（kg·d）静脉给予。炎症性肠病患儿不宜长期接受糖皮质激素治疗。部分患儿对激素有依赖性，逐渐减量时有些患儿的症状会复发，尤其是发病年龄早的患儿。

3. 免疫抑制剂

常用于氨基水杨酸类药物和激素治疗无效、激素依赖者。临床常用硫代嘌呤，包括 6-巯基嘌呤（6-MP），硫唑嘌呤（AZA），甲氨蝶呤，钙依赖磷酸酶抑制剂（环孢素用于溃疡性结肠炎，他克莫司用于克罗恩病）等。硫代嘌呤能减少克罗恩病患者术后临床和内镜检查复发，但起效较慢，不作为急性治疗用药，初次给药 3 个月左右见效。因此，中重度克罗恩病患儿治疗早期即应考虑该药的应用。硫代嘌呤和甲氨蝶呤适用于以下情况：①氨基水杨酸类难以维持缓解时；②氨基水杨酸及激素类药物治疗无效或效果不佳；③克罗恩病复发激素治疗后替代用药，用于激素依赖病例的维持、缓解及激素撤药；④减轻或消除炎症性肠病激素依赖；⑤瘘管治疗首选。AZA 剂量 $1.5 \sim 2.0$ mg/（kg·d），6-MP 剂量为 $0.75 \sim 1.50$ mg/（kg·d）。常见的不良反应有骨髓抑制、肝功能损害和胰腺炎等。所以初次用药一般从 1/3 或半量开始，4 周左右逐渐增加到足剂量，期间需监测血常规和肝功能。

4. 生物治疗

研究认为，炎症性肠病患者 $TNF-\alpha$ 表达水平增高在疾病过程中起重要作用，故针对 TNF-a 表达过程的生物治疗，如英夫利昔单抗（infliximab，IFX）（肿瘤坏死因子单克隆抗体）应用于临床，其效果已获得大量临床研究证实，被认为是目前用于诱导和维持缓解克罗恩病最有效的药物。IFX 适用于：①常规糖皮质激素或免疫抑制药物治疗无效的中重度活动性克罗恩病或溃疡性结肠炎患者；②传统治疗如抗生素、外科引流和（或）免疫抑制药物治疗无效的瘘管型克罗恩病患者。本品用于炎症性肠病患儿的初始剂量为 5 mg/kg，在第 0、2、6 周给予作为诱导缓解。3剂无效者不再继续使用本品，有效者随后每隔8周给予相同剂量作长程维持治疗。在使用IFX前正在接受糖皮质激素治疗时应继续原来的治疗，在取得临床完全缓解后将激素逐步减量至停用。对IFX治疗前未接受过免疫抑制剂治疗者，IFX与AZA合用可提高撤离激素缓解率及黏膜愈合率。目前尚无足够资料提出何时可以停用IFX，对IFX维持治疗达1年，保持撤离激素缓解伴黏膜愈合及CRP正常者，可以考虑停用IFX，继以免疫抑制剂维持治疗。对停用IFX后复发者，再次使用IFX可能仍然有效。IFX的不良反应为可增加感染、肿瘤和免疫反应的发生率。

5. 抗生素

甲硝唑和环丙沙星为克罗恩病治疗中最常用的抗生素。高热或实验室检查显示有严重感染者（并发有腹腔、盆腔脓肿），宜行超声或CT扫描以确定是否有脓肿，应给予广谱抗生素积极抗感染治疗。

6. 其他药物

还有将益生菌、沙利度胺等用于本病治疗的报道。沙利度胺具有免疫抑制和免疫刺激的双重作用，能抑制单核细胞产生 $TNF-\alpha$ 及 $IL-12$，改变黏附分子的水平，从而影响炎症组织的白细胞外渗并抑制炎性反应。此外，其还具有抗血管生成及抑制氧自由基等作用。

（三）其他治疗

对于极早发型炎症性肠病，亦可行人血干细胞移植治疗，国内外均有治疗成功的报道。

（四）手术治疗

1. 急诊手术

当炎症性肠病患儿出现危及生命的并发症，如肠穿孔、顽固性出血或中毒性巨结肠，而药物治疗无效者应及时手术。

2. 择期手术

内科治疗后症状顽固不缓解、长期药物治疗不能耐受者、出现难治性瘘管和窦道等情况时应择期手术。

（五）心理辅导

炎症性肠病患儿常伴有情绪低落、抑郁、自我评价降低等心理问题，进而影响其社会功能。长期疾病的困扰、激素治疗的副作用、生长发育迟缓及青春期延迟对患儿心理均产生较大的影响。因此在积极治疗原发病的同时，应尽量减轻患儿的心理负担，必要时寻求心理科医生的帮助。

儿童炎症性肠病治疗需要一个专业的治疗团队协同完成，包括儿童消化科、儿外科、营养科、心理科、专业护理队伍以及成人消化科（后继治疗）等，在这个专业团队的共同努力下，才能确保炎症性肠病患儿的最佳预后。

第十章　呼吸系统疾病

小儿呼吸道疾病包括上呼吸道急慢性感染性疾病、下呼吸道急慢性感染性疾病、呼吸道变态反应性疾病、胸膜疾病、呼吸道异物、呼吸系统先天性畸形及肺部肿瘤等，其中急性呼吸道感染最为常见，约占儿科门诊的60%以上，在住院患儿中，上、下呼吸道感染占60%以上，绝大部分为肺炎，且仍是全国5岁以下儿童中第1位的死亡原因。因此需积极采取措施，降低呼吸道感染的发病率和死亡率。

第一节　急性上呼吸道感染

急性上呼吸道感染系由各种病原引起的上呼吸道的急性感染，俗称"感冒"，是小儿最常见的疾病。该病主要侵犯鼻、鼻咽和咽部，根据主要感染部位的不同可诊断为急性鼻炎、急性咽炎、急性扁桃体炎等，该病是小儿最常见的急性呼吸道感染性疾病。

一、病因

各种病毒和细菌均可引起急性上呼吸道感染，但90%以上为病毒，主要有鼻病毒、呼吸道合胞病毒、流感病毒、副流感病毒、柯萨奇病毒（CV）、埃可病毒、腺病毒、冠状病毒等。病毒感染后可继发细菌感染，最常见的为溶血性链球菌，其次为肺炎链球菌、流感嗜血杆菌等。肺炎支原体不仅可引起肺炎，也可引起上吸道感染。

婴幼儿时期由于上呼吸道的解剖和免疫特点易患本病。儿童有营养障碍性疾病，如维生素D缺乏性佝偻病、锌或铁缺乏症等，或有免疫缺陷病、被动吸烟、护理不当、气候改变和环境不良等因素时，易反复发生上呼吸道感染或使病程迁延。

二、临床表现

由于年龄、体质、病原体及病变部位的不同，病情的缓急、轻重程度也不同。年长儿症状较轻，婴幼儿则较重。

（一）一般类型急性上呼吸道感染

1. 症状

（1）局部症状：鼻塞、流涕、喷嚏、干咳、咽部不适和咽痛等，多于3~4天内自然痊愈。

（2）全身症状：发热、烦躁不安、头痛、全身不适、乏力等。部分患儿有食欲缺乏、呕吐、腹泻、腹痛等消化道症状。腹痛多为脐周阵发性疼痛，无压痛，可能为肠痉挛所致；如腹痛持续存在，多为并发急性肠系膜淋巴结炎。

婴幼儿起病急，以全身症状为主，常有消化道症状，局部症状较轻。多有发热，体温可高达39~40℃，热程在2~3天至1周左右，起病1~2天内可因发热引起惊厥。

2. 体征

体格检查可见咽部充血、扁桃体肿大，有时可见下颌和颈淋巴结肿大。肺部听诊一般正常。肠道病毒感染者可见不同形态的皮疹。

（二）两种特殊类型的急性上呼吸道感染

1. 疱疹性咽峡炎

病原体为柯萨奇病毒A组。好发于夏秋季，起病急骤，临床表现为高热、咽痛、流涎、厌食、呕吐等。体格检查可发现咽部充血，在咽腭弓、软腭、腭垂的黏膜上可见多个2~4 mm大小灰白色的疱疹，周围有红晕，1~2日后破溃形成小溃疡，疱疹也可发生于口腔的其他部位。病程为1周左右。

2. 咽结膜热

病原体为腺病毒3、7型，以发热、咽炎、结膜炎为特征，好发于春夏季，散发或发生小流行。临床表现为高热、咽痛、眼部刺痛，有时伴消化道症状。体检发现咽部充血，可见白色点块状分泌物，周边无红晕，易剥离；一侧或双侧滤泡性眼结膜炎，可伴球结膜出血；颈及耳后淋巴结增大。病程为1~2周。

三、并发症

以婴幼儿多见，病变若向邻近器官组织蔓延可引起中耳炎、鼻窦炎、咽后壁脓肿、扁桃体周围脓肿、颈淋巴结炎、喉炎、支气管炎及肺炎等。年长儿若患 A 组 β 溶血性链球菌咽峡炎，以后可引起急性肾小球肾炎和风湿热，其他病原体也可引起类风湿病等结缔组织病。

四、实验室检查

病毒感染者外周血白细胞计数正常或偏低，中性粒细胞减少，淋巴细胞计数相对增高。病毒分离和血清学检查可明确病原。免疫荧光、免疫酶及分子生物学技术可对病原做出早期诊断。

细菌感染者外周血白细胞可增高，中性粒细胞增高，在使用抗菌药物前行咽拭子培养可发现致病菌。C-反应蛋白（CRP）和降钙素原（PCT）有助于鉴别细菌感染。

五、诊断和鉴别诊断

根据临床表现一般不难诊断，但需与以下疾病鉴别。

（一）急性传染病早期

急性上呼吸道感染常为各种传染病的前驱症状，如麻疹、流行性脑脊髓膜炎、百日咳、猩红热等，应结合流行病史、临床表现及实验室资料等综合分析，并观察病情演变加以鉴别。

（二）流行性感冒

由流感病毒引起，根据病毒内部的核苷酸和基质蛋白抗原性的不同分为 A（甲）、B（乙）、C（丙）共 3 型。患者和隐性感染者是流感的主要传染源，潜伏期为 1~4 天。流感有明显的流行病史，局部症状较轻，全身症状较重，主要症状为发热，体温可达 39~40℃，多伴头痛、四肢肌肉酸痛、乏力，少部分出现恶心、呕吐、腹泻，儿童消化道症状多于成人。婴幼儿流感的临床症状往往不典型。新生儿流感少见，但如患流感易合并肺炎。大多数无并发症的流感患儿症状在 3~7 天缓解，但咳嗽和体力恢复常需 1~2 周。流感口服磷酸奥司他韦治疗，最佳给药时间是症状出现的 48 小时内。

(三) 变应性鼻炎

某些学龄前或学龄儿童"感冒"症状，如流涕、打喷嚏持续超过 2 周或反复发作而全身症状较轻，则应考虑变应性鼻炎的可能。鼻拭子涂片中嗜酸性粒细胞增多有助于诊断。

在排除上述疾病后，尚应对上呼吸道感染的病原进行鉴别，以便指导治疗。

六、治疗

(一) 一般治疗

注意休息，居室通风，多饮水，防止交叉感染及并发症。

(二) 抗感染治疗

对病毒感染多采用中药治疗，细菌感染则用抗菌药物。

1. 抗病毒药物

急性上呼吸道感染以病毒感染多见，单纯的病毒性上呼吸道感染属于自限性疾病。普通感冒目前尚无特异性抗病毒药物，部分中药制剂有一定的抗病毒疗效。若为流感病毒感染，可口服磷酸奥司他韦，每次 2 mg/kg，2 次/日。

2. 抗菌药物

细菌性上呼吸道感染或病毒性上呼吸道感染继发细菌感染者可选用抗生素治疗，常选用青霉素类、头孢菌素类或大环内酯类抗生素。

(三) 对症治疗

1. 高热

可予对乙酰氨基酚或布洛芬，亦可采用物理降温，如冷敷或温水浴。

2. 惊厥

发生热性惊厥者可予镇静、止惊等处理。

3. 鼻塞者

可酌情给予减充血剂，咽痛可给予咽喉含片。

七、预防

主要靠加强体格锻炼以增强抵抗力；提倡母乳喂养；避免被动吸烟；防治佝偻病及营养不良；避免去人多拥挤、通风不畅的公共场所。

第二节　急性感染性喉炎

急性感染性喉炎是指喉部黏膜的急性弥漫性炎症。以犬吠样咳嗽、声嘶、喉鸣、吸气性呼吸困难为临床特征。冬春季节多发，且多见于婴幼儿。

一、病因

由病毒或细菌感染引起，亦可并发麻疹、百日咳和流感等急性传染病。常见的病毒为副流感病毒、流感病毒和腺病毒，常见的细菌为金黄色葡萄球菌、链球菌和肺炎链球菌。由于小儿喉部解剖特点，炎症时易充血、水肿，出现喉梗阻。

二、临床表现

起病急、症状重。可有发热、犬吠样咳嗽、声嘶、吸气性喉鸣和三凹征；严重时可出现发绀、烦躁不安、面色苍白、心率加快；咽部充血，间接喉镜检查可见喉部、声带有不同程度的充血、水肿。一般白天症状轻，夜间入睡后加重，喉梗阻者若不及时抢救，可窒息死亡。

三、诊断和鉴别诊断

根据急性起病的犬吠样咳嗽、声嘶、喉鸣、吸气性呼吸困难等临床表现不难诊断，但应与白喉、急性会厌炎、喉痉挛、喉或气管异物、喉先天性畸形等所致的喉梗阻鉴别。

四、治疗

（一）一般治疗

保持呼吸道通畅，防止缺氧加重，缺氧者给予吸氧。

（二）糖皮质激素

有抗炎和抑制变态反应等作用，能及时减轻喉头水肿，缓解喉梗阻。病情较轻者可口服泼尼松，Ⅱ度以上喉梗阻患儿应给予静脉滴注地塞米松、氢化可的松或甲泼尼龙。吸入型糖皮质激素，如布地奈德混悬液雾化吸入可促进黏膜水肿的消退。布地奈德混悬液雾化吸入的初始剂量为 1~2 mg，此后可每 12 小时雾化吸入 1 mg，也可应用 2 mg/次，每 12 小时 1 次，最多用 4 次。

（三）控制感染

控制感染的药物包括抗病毒药物和抗菌药物。如考虑为细菌感染，及时给予抗菌药物，一般给予青霉素、大环内酯类或头孢菌素类等。

（四）对症治疗

烦躁不安者要及时镇静；痰多者可选用祛痰剂；不宜使用氯丙嗪和吗啡。

（五）气管插管

经上述处理仍有严重缺氧征象或有Ⅰ度以上喉梗阻者，气管插管，呼吸机辅助通气治疗，必要时行气管切开。

第三节　急性支气管炎

急性支气管炎是指由于各种致病原引起的支气管黏膜感染，由于气管常同时受累，故称为急性气管支气管炎。常继发于上呼吸道感染或为急性传染病的一种表现。急性支气管炎是儿童时期常见的呼吸道疾病，多见于婴幼儿。

一、病因

病原为各种病毒或细菌，或为混合感染，能引起上呼吸道感染的病原体都可引起支气管炎。免疫功能低下、特应性体质、营养障碍、佝偻病和支气管结构异常等均为本病的危险因素。

二、临床表现

大多先有上呼吸道感染症状，之后以咳嗽为主要症状，开始为干咳，以后有痰。婴幼儿症状较重，常有发热、呕吐及腹泻等。一般无全身症状。双肺呼吸音粗糙，可有不固定的、散在的干啰音和粗中湿啰音。婴幼儿有痰常不易咳出，可在咽喉部或肺部闻及痰鸣音。

婴幼儿期伴有喘息的支气管炎，如伴有湿疹或其他过敏史者，少数可发展为支气管哮喘。

三、治疗

（一）一般治疗

同上呼吸道感染，经常变换体位，多饮水，保持适当的湿度，使呼吸道分泌物易于咳出。

（二）控制感染

由于病原体多为病毒，一般不采用抗菌药物。怀疑有细菌感染者则应用抗菌药物，如系支原体感染，则应予以大环内酯类抗菌药物。

（三）对症治疗

一般不用镇咳药物，以免影响痰液咳出，痰液黏稠时可用祛痰药物，如氨溴索、N-乙酰半胱氨酸等。喘憋严重时可用支气管舒张剂，如雾化吸入沙丁胺醇或硫酸特布他林等 β_2 受体激动剂；也可以吸入糖皮质激素，如布地奈德混悬液。喘息严重者可加口服泼尼松 3~5 天。

第四节　支气管哮喘

支气管哮喘简称哮喘，是儿童期最常见的慢性呼吸道疾病。哮喘是多种细胞（如嗜酸性粒细胞、肥大细胞、T淋巴细胞、中性粒细胞及气道上皮细胞等）和细胞组分共同参与的气道慢性炎症性疾病，这种慢性炎症导致气道反应性的增加，通常出现广泛多变的可逆性气流受限，并引起反复发作性的喘息、气促、胸闷或咳嗽等症状，常在夜间和（或）清晨发作或加剧，多数患儿可经治疗缓解或自行缓解。据世界卫生组织估计，全球约有 3 亿人罹患哮喘，发达国家高于发展中国家，城市高于农村。儿童哮喘如诊治不及时，随病程的延长可产生气道不可逆性狭窄和气道重塑。因此，早期防治至关重要。为此，WHO 与美国国立卫生研究院心肺血液研究所制定了全球哮喘防治创议方案，目前已成为防治哮喘的重要指南，该方案不断更新，最近数年每年均有更新，目前已出版 GINA 2022 版。中华医学会儿科学分会呼吸学组制定了《儿童支气管哮喘诊断与防治指南》2016 年版本。

一、发病机制

哮喘的发病机制极为复杂，尚未完全清楚。除了过敏性哮喘，临床上还存在肥胖型哮喘、运动性哮喘、胸闷变异性哮喘和非过敏性哮喘等。目前认为哮喘的发病机制与免疫、神经、精神、内分泌因素、遗传学背景和神经信号通路密切相关。

（一）免疫因素

气道慢性炎症被认为是哮喘的本质。自 19 世纪 90 年代以来，通过大量临床病理研究发现，无论病程长短、病情轻重，哮喘患者均存在气道慢性炎症。研究表明哮喘的免疫学发病机制为：I 型树突状细胞（DC1）成熟障碍，分泌白细胞介素（IL）-12 不足，使辅助性 T 细胞 Th0 不能向 Th_1 细胞分化；在 IL-4 诱导下 DC II 促进 Th_0 细胞向 Th_2 发育，导致 TH_1（分泌 IFN-γ 减少）/Th_2（分泌 IL-4 增高）细胞功能失衡。TH_2 细胞促进 B 细胞产生大量 IgE（包括抗原特异性 IgE）和分泌炎症性细胞因子（包括黏附分子）刺激其他细胞（如上皮细胞、内皮细胞、嗜碱性粒细胞、肥大细胞和嗜酸性粒细胞等）产生一系列炎症介质（如白三烯、内皮素、前列腺素和血栓素 A_2 等），最终诱发速发型 IgE 增高变态反应和慢性气道炎症。同时，近年研究发现，Th_{17} 细胞和调节性 T 细胞（Treg）在哮喘中的作用日益受到重视。

（二）神经、精神和内分泌因素

哮喘患儿 β-肾上腺素能受体功能低下和迷走神经张力亢进，或同时伴有 α-肾上腺能神经反应性增强，从而发生气道高反应性。气道的自主神经系统除肾上腺素能和胆碱能神经系统外，尚存在第三类神经，即非肾上腺素能非胆碱能神经系统。

一些患儿哮喘发作与情绪有关，其原因不明，更常见的是因严重的哮喘发作影响患儿及其家人的情绪。约 2/3 患儿于青春期哮喘症状完全消失，于月经期、妊娠期和患甲状腺功能亢进时症状加重，均提示哮喘的发病可能与内分泌功能紊乱有关，具体机制不明。许多研究表明，肥胖与哮喘的发病存在显著相关性，两者之间的关系日益受到重视，儿童哮喘国际共识（ICON）已将肥胖哮喘列为哮喘的一种特殊表型。

（三）遗传学背景

哮喘具有明显遗传倾向，患儿及其家庭成员患过敏性疾病和特应性体质者明显高于正常人群。哮喘为多基因遗传性疾病，已发现许多与哮喘发病有关的基因（疾病相关基因），如 IgE、IL-4、IL-13、T 细胞抗原受体（TCR）等基因多态性。但是，哮喘发病率 30 余年来明显增高，不能单纯以基因变异来解释。

（四）神经信号通路

研究发现在哮喘患儿体内存在丝裂素活化蛋白激酶等神经信号通路调控着细胞因子、黏附因子和炎性介质对机体的作用，参与气道炎症和气道重塑。

二、危险因素

（1）吸入过敏原（室内：尘螨、动物毛屑及排泄物、蟑螂、真菌等；室外：花粉、真菌等）。

（2）食入过敏原（牛奶、鱼、虾、螃蟹、鸡蛋和花生等）。

（3）呼吸道感染（尤其是病毒及支原体感染）。

（4）强烈的情绪变化。

（5）运动和过度通气。

（6）冷空气。

（7）药物（如阿司匹林等）。

（8）职业粉尘及气体。

以上为诱发哮喘症状的常见危险因素。有些因素只引起支气管痉挛，如运动及冷空气；有些因素可以突然引起哮喘的致死性发作，如药物及职业性化学物质。

三、病理和病理生理

哮喘死亡患儿的肺组织呈肺气肿，大、小气道内填满黏液栓。黏液栓由黏液、血清蛋白、炎症细胞和细胞碎片组成。显微镜显示支气管和毛细支气管上皮细胞脱落，管壁嗜酸性粒细胞和单核细胞浸润，血管扩张和微血管渗漏，基底膜增厚，平滑肌增生肥厚，杯状细胞和黏膜下腺体增生。

气流受阻是哮喘病理生理改变的核心，支气管痉挛、管壁炎症性肿胀、黏液栓形成和气道重塑均是造成患儿气道受阻的原因。

（一）支气管痉挛

急性支气管痉挛为速发型哮喘反应，是 IgE 依赖型介质释放所致（Ⅰ型变态反应），包括肥大细胞释放组胺、前列腺素和白三烯等。

（二）管壁炎症性肿胀

抗原对气道刺激后 6~24 小时发生气道直径减小的原因是微血管通透性和漏出物增加，使气道黏膜增厚和肿胀。管壁炎症性肿胀伴随或不伴随平滑肌收缩，为迟发型哮喘反应。

（三）黏液栓形成

主要发生于迟发型哮喘，黏液分泌增多，形成黏液栓，重症病例黏液栓广泛阻塞细小支气管，引起严重呼吸困难，甚至发生呼吸衰竭。

（四）气道重塑

因慢性和反复的炎症损害，可以导致气道重塑，表现为气道壁增厚和基质沉积、胶原沉积，上皮下纤维化，平滑肌增生和肥大，肌成纤维细胞增殖及黏液腺杯状细胞化生及增生，上皮下网状层增厚，微血管生成。

气道高反应是哮喘的基本特征之一，指气道对多种刺激因素，如过敏原、理化因素、运动和药物等呈现高度敏感状态，在一定程度上反映了气道炎症的严重性。气道炎症通过气道上皮损伤、细胞因子和炎症介质的作用引起气道高反应。

四、临床表现

咳嗽和喘息呈阵发性发作，以夜间和清晨为重。发作前可有流涕、打喷嚏和胸闷，发作时呼吸困难，呼气相延长伴有喘鸣声。严重病例呈端坐呼吸，恐惧不安，大汗淋漓，面色青灰。

体格检查可见桶状胸、三凹征，肺部满布呼气相哮鸣音，严重者气道广泛堵塞，哮鸣音反可消失，称"闭锁肺"，是哮喘最危险的体征。肺部粗湿啰音时隐时现，在剧烈咳嗽后或体位变化时可消失，提示湿啰音的产生是位于气管内的分泌物所致。在发作间歇期可无任何症状和体征，有些病例在用力时才可听到呼气相哮鸣音。此外在体格检查时还应注意有无变应性鼻炎、鼻窦炎和湿疹等。

哮喘急性发作经合理使用支气管舒张剂和糖皮质激素等哮喘缓解药物治疗后，仍有严重或进行性呼吸困难者，称为哮喘持续状态。如支气管阻塞未及时得到缓解，可迅速发展为呼吸衰竭，直接威胁生命（危及生命的哮喘发作）。

五、辅助检查

（一）肺通气功能检测

肺通气功能检测是诊断哮喘的重要手段，也是评估哮喘病情严重程度和控制水平的重要依据，主要用于 5 岁以上患儿。对于第 1 秒用力呼气量（FEV_1）≥正常预计值 70% 的疑似哮喘患儿，可选择支气管激发试验测定气道反应性，对于 FEV_1 <正常预计值 70% 的疑似哮喘患儿，选择支气管舒张试验评估气流受限的可逆性，支气管激发试验阳性、支气管舒张试验阳性均有助于确诊哮喘。呼气峰流速（PEF）的日间变异率是诊断哮喘和反映哮喘严重程度的重要指标，如 PEF 日间变异率≥13% 有助于确诊为哮喘。

（二）胸部 X 线检查

急性期胸部 X 线正常或呈间质性改变，可有肺气肿或肺不张。胸部 X 线还可排除或协助排除肺部其他疾病，如肺炎、肺结核、气管支气管异物和先天性呼吸系统畸形等。

（三）变应原检测

用多种吸入性过敏原或食物性变应原提取液所做的变应原皮肤试验是诊断变态反应性疾病的首要工具，提示患者对该变应原过敏与否。目前常用方法为变应原皮肤点刺试验。血清特异性 IgE 测定也有助于了解患儿过敏状态，协助哮喘诊断。血清总 IgE 测定只能反映是否存在特应质。

（四）支气管镜检查

反复喘息或咳嗽儿童，经规范哮喘治疗无效，怀疑其他疾病，或哮喘合并其他疾病，如气道异物、气道内膜结核、先天性呼吸系统畸形等，应考虑予以支气管镜检查以进一步明确诊断。

（五）其他

呼出气一氧化氮（FeNO）浓度测定和诱导痰技术在儿童哮喘诊断和病情监测中发挥着一定的作用。

六、诊断和鉴别诊断

（一）诊断

中华医学会儿科学分会呼吸学组于 2016 年修订了我国《儿童支气管哮喘诊断与防治指南》（2016 年版）。

1. 儿童哮喘诊断标准

（1）反复喘息、咳嗽、气促、胸闷，多与接触变应原、冷空气有关，与发生物理和化学性刺激、呼吸道感染、运动以及过度通气（如大笑和哭吵）等有关，常在夜间和（或）凌晨发作或加剧。

（2）发作时在双肺可闻及散在或弥漫性、以呼气相为主的哮鸣音，呼气相延长。

（3）上述症状和体征经抗哮喘治疗有效，或自行缓解。

（4）除外其他疾病所引起的喘息、咳嗽、气促和胸闷。

（5）临床表现不典型者（如无明显喘息或哮鸣音），应至少具备以下 1 项。①证实存在可逆性气流受限，其中包括以下两种情况。a. 支气管舒张试验阳性：吸入速效 β_2 受体激动剂（如沙丁胺醇压力定量气雾剂 200~400 μg）15 分钟之后 FEV_1 增加≥12%。b. 抗炎治疗后肺通气功能改善：给予吸入型糖皮质激素和（或）抗白三烯药物治疗 4~8 周后，FEV_1 增加≥12%。②支气管激发试验阳性。③PEF 日间变异率（连续监测 2 周）≥13%。

符合以上（1）~（4）条或第（4）、（5）条者，可以诊断为哮喘。

2. 咳嗽变异型哮喘诊断标准

（1）咳嗽持续>4 周，常在运动、夜间和（或）凌晨发作或加重，以干咳为主，不伴有喘息。

（2）临床上无感染征象，或经较长时间抗生素治疗无效。

（3）抗哮喘药物诊断性治疗有效。

（4）排除其他原因引起的慢性咳嗽。

（5）支气管激发试验阳性和（或）PEF 日间变异率（连续监测 2 周）≥13%。

（6）个人或一、二级亲属特应性疾病史，或变应原检测阳性。

以上（1）～（4）项为诊断基本条件。

由于年幼儿患哮喘其临床特点、治疗及其预后均有别于年长儿，中华儿科学会呼吸学组 1988 年提出婴幼儿哮喘诊断标准，从最初的 8 项评分到 1992 年的 5 项评分，直至 1998 年的不评分诊断。婴幼儿哮喘诊断的提出对我国儿童哮喘的早期诊断和防治起到了积极的作用。但是根据 GINA 方案以及美国、英国等许多国家的儿童哮喘诊疗指南，哮喘可以发生于儿童的各个年龄段，所以儿童哮喘的诊断不应以年龄诊断。尽管不以年龄命名诊断哮喘，仍需要在哮喘诊断、鉴别诊断、检查、治疗等方面多加强调，不同年龄段（≥6 岁儿童和<6 岁儿童）存在不同特点。

哮喘预测指数能有效地用于预测 3 岁内喘息儿童发展为持续性哮喘的危险性。哮喘预测指数：在过去 1 年喘息≥4 次，具有 1 项主要危险因素或 2 项次要危险因素。主要危险因素包括：①父母有哮喘病史；②经医生诊断为特应性皮炎；③有吸入变应原致敏的依据。次要危险因素包括：①有食物变应原致敏的依据；②外周血嗜酸性粒细胞≥4%；③与感冒无关的喘息。如哮喘预测指数阳性，建议按哮喘规范治疗。

（二）哮喘的分期与病情的评价

哮喘可分为急性发作期、慢性持续期和临床缓解期。急性发作期是指突然发生喘息、咳嗽、气促和胸闷等症状，或原有症状急剧加重。慢性持续期是指近 3 个月内不同频度和（或）不同程度地出现症状（喘息、咳嗽和胸闷），可根据病情严重程度分级或控制水平分级，目前临床推荐使用控制水平进行分级。临床缓解期指经过治疗或未经治疗症状和体征消失，肺功能（FEV_1 或 PEF）≥80%预计值，并维持 3 个月以上。

（三）鉴别诊断

以喘息为主要症状的儿童哮喘应注意与毛细支气管炎、肺结核、气道异物、先天性呼吸系统畸形、支气管肺发育不良和先天性心血管疾病鉴别，咳嗽变异型哮喘应注意与支气管炎、鼻窦炎、胃食管反流和嗜酸性粒细胞支气管炎等疾病相鉴别。

七、治疗

哮喘治疗的目标：①有效控制急性发作症状，并维持最轻的症状，甚至无症状；②防止症状加重或反复；③尽可能将肺功能维持在正常或接近正常水平；④防止发生不可逆的气流受限；⑤保持正常活动（包括运动）能力；⑥避免药物不良反应；⑦防止因哮喘而死亡。

哮喘控制治疗应尽早开始。治疗原则为长期、持续、规范和个体化治疗。急性发作期治疗重点为抗炎、平喘，以便快速缓解症状；慢性持续期应坚持长期抗炎，降低气道反应性，防止气道重塑，避免危险因素并坚持自我保健。

治疗哮喘的药物包括缓解药物和控制药物。缓解药物能快速缓解支气管收缩及其他伴随的急性症状，用于哮喘急性发作期，包括：①吸入型速效 β_2 受体激动剂；②全身型糖皮质激素；③抗胆碱能药物；④口服短效 β_2 受体激动剂；⑤短效茶碱等。控制药物是抑制气道炎症需长期使用的药物，用于哮喘慢性持续期，包括：①吸入型糖皮质激素；②白三烯调节剂；③缓释茶碱；④长效 β_2 受体激动剂；⑤肥大细胞膜稳定剂；⑥全身性糖皮质激素等；⑦抗 IgE 抗体。

（一）哮喘急性发作期治疗

1. β_2 受体激动剂

β_2 受体激动剂是目前最有效、临床应用最广的支气管舒张剂。根据起作用的快慢分为速效和缓慢起效两大类；根据维持时间的长短分为短效和长效两大类。吸入型速效 β_2 受体激动剂疗效可维持 4~6 小时，是缓解哮喘急性症状的首选药物，严重哮喘发作时第 1 小时可每 20 分钟吸入 1 次，以后每 1~4 小时可重复吸入。药物剂量：每次沙丁胺醇 2.5~5.0 mg 或特布他林 2.5~5.0 mg。急性发作病情相对较轻时也可选择短期口服短效 β_2 受体激动剂，如沙丁胺醇片和特布他林片等。

2. 糖皮质激素

病情较重的急性病例应给予口服泼尼松或泼尼松龙短程治疗（1~7 天），每日 1~2 mg/kg，分 2~3 次。一般不主张长期使用口服糖皮质激素治疗儿童哮喘。严重哮喘发作时应静脉给予甲泼尼龙，每日 2~6 mg/kg，分 2~3 次输注，或琥珀酸氢化可的松或氢化可的松，每次 5~10 mg/kg。一般静脉糖皮质激素使用 1~7 天，症状缓解后即停止静脉用药，若需持续使用糖皮质激素者，可改为口服泼尼松。ICS 对儿童哮喘急性发作的治疗有一定的帮助，选用雾化吸入布地奈德悬液 0.5~1 mg/次，每 6~8 小时 1 次，但病情严重时不能以吸入治疗替代全身型糖皮质激素治疗，以免延误病情。

3. 抗胆碱能药物

吸入型抗胆碱能药物如溴化异丙托品，其舒张支气管的作用比 β_2 受体激动剂弱，起效也较慢，但长期使用不易产生耐药效果，不良反应少。尤其对 β_2 受体激动剂治疗反应不佳的中重度患儿应尽早联合使用。

4. 短效茶碱

可作为缓解药物用于哮喘急性发作的治疗，主张将其作为哮喘综合治疗方案中的一部分，而不单独应用治疗哮喘。需注意其不良反应，长时间使用者，最好监测茶碱的血药浓度。

(二) 哮喘持续状态的处理

1. 氧疗

所有危重哮喘患儿均存在低氧血症，采用鼻导管或面罩吸氧，以维持血氧饱和度>0.94。

2. 补液、纠正酸中毒

注意维持水、电解质平衡，纠正酸碱紊乱。

3. 糖皮质激素

全身应用糖皮质激素作为儿童危重哮喘治疗的一线药物，应尽早使用。病情严重时不能以吸入治疗替代全身型糖皮质激素治疗，以免延误病情。

4. 支气管扩张剂的使用

①吸入型速效 β_2 受体激动剂；②氨茶碱静脉滴注；③抗胆碱能药物；④肾上腺素皮下注射，药物剂量：每次皮下注射 1:1000 肾上腺素 0.01 mL/kg，儿童最大不超过 0.3 mL。必要时可每 20 分钟使用 1 次，不能超过 3 次。

5. 镇静剂

可用水合氯醛灌肠，禁用其他镇静剂；在插管条件下，亦可用地西泮镇静，剂量为每次 0.3~0.5 mg/kg。

6. 抗菌药物治疗

儿童哮喘发作主要由病毒引发，抗菌药物不作为常规应用，若伴有肺炎支原体感染，或者合并细菌感染则选用病原体敏感的抗菌药物。

7. 辅助机械通气指征

①持续严重的呼吸困难；②呼吸音减低或几乎听不到哮鸣音及呼吸音；③因过度通气和呼吸肌疲劳而使胸廓运动受限；④意识障碍、烦躁或抑制，甚至昏迷；⑤吸氧状态下发绀进行性加重；⑥$PaCO_2 \geqslant 65$ mmHg。

(三) 哮喘慢性持续期治疗

1. ICS

ICS 是哮喘长期控制的首选药物，也是目前最有效的抗炎药物，优点是通过吸入药物直接作用于气道黏膜，局部抗炎作用强，全身不良反应少。通常需要长期、规范吸入较长时间才能达到完全控制。目前临床上常用 ICS 有布地奈德、丙酸氟替卡松和丙酸倍氯米松。

2. 白三烯调节剂

分为白三烯合成酶抑制剂和白三烯受体拮抗剂，二者耐受性好，副作用少，服用方便。白三烯受体拮抗剂包括孟鲁司特和扎鲁司特。

3. 缓释茶碱

用于长期控制时，主要协助 ICS 抗炎，每日分 1~2 次服用，以维持昼夜血药浓度的稳定。

4. 长效 β_2 受体激动剂

药物包括福莫特罗、沙美特罗、班布特罗及丙卡特罗等。

5. 肥大细胞膜稳定剂

色甘酸钠，常用于预防运动及其他刺激诱发的哮喘。

6. 全身性糖皮质激素

在哮喘慢性持续期控制哮喘发作过程中，全身性糖皮质激素仅短期在慢性持续期分级为重度持续患儿，长期使用高剂量 ICS 加吸入型长效 β_2 受体激动剂及其他控制药物疗效欠佳的情况下使用。

7. 抗 IgE 抗体

对 IgE 介导的过敏性哮喘具有较好的效果。但由于价格昂贵，仅适用于血清 IgE 明显升高、ICS 无法控制的 12 岁以上的重度持续性过敏性哮喘患儿。

8. 联合治疗

对病情严重度分级为重度持续型和单用 ICS 病情控制不佳的中度持续型哮喘提倡长期联合治疗，如 ICS 联合吸入型长效 β_2 受体激动剂、ICS 联合白三烯调节剂和 ICS 联合缓释茶碱。

9. 过敏原特异性免疫治疗

在无法避免接触变应原或药物治疗无效时，可考虑针对变应原的特异性免疫治疗，需要在有抢救措施的医院进行。AIT 是目前可能改变过敏性疾病自然进程的唯一治疗方法，但对肺功能的改善和降低气道高反应性的疗效尚需进一步临床研究和评价。特异性免疫治疗应与抗炎及平喘药物联用，坚持足够的疗程。

10. 儿童哮喘长期治疗升降级治疗与疗程问题

儿童哮喘需要强调规范化治疗，每 3 个月应评估病情，以决定升级治疗、维持治疗或降级治疗。如通常需要 1~3 年乃至更长时间才能达到对 ICS 的完全控制。≥6 岁儿童哮喘规范化治疗的最低剂量能维持控制，并且 6 个月至 1 年内无症状反复，可考虑停药。<6 岁哮喘患儿的症状自然缓解比例高，因此该年龄段儿童每年至少要进行两次评估，经过 3~6 个月的控制治疗后，病情稳定即可考虑停药观察。

八、管理与教育

（一）避免危险因素

应避免接触变应原，积极治疗和清除感染灶，去除各种诱发因素（吸烟、呼吸道感染和气候变化等）。

（二）哮喘的教育与管理

哮喘患儿的教育与管理是提高疗效、减少复发、提高患儿生活质量的重要措施。通过对患儿及家长进行哮喘基本防治知识的教育，调动其对哮喘防治的主观能动性，提高依从性，避免各种危险因素，巩固治疗效果，提高生活质量。教会患儿及其家属正确使用儿童哮喘控制测试（C-ACT）等儿童哮喘控制问卷，以判断哮喘控制水平。

（三）多形式教育

通过门诊教育、集中教育（交流会和哮喘之家等活动）、媒体宣传（广播、电视、报纸、科普杂志和书籍等）和定点教育（与学校、社区卫生机构合作）等多种形式，向哮喘患儿及其家属宣传哮喘基本知识。

九、预后

儿童哮喘的预后较成人好，病死率约为 2/10 万~4/10 万，约 70%~80% 年长后症状不再反复，但仍可能存在不同程度的气道炎症和气道高反应性，30%~60% 的患儿可完全控制或自愈。

第五节　支气管肺炎

支气管肺炎是累及支气管壁和肺泡的炎症，为儿童时期最常见的肺炎，2 岁以内儿童多发。一年四季均可发病，北方多发生于冬春寒冷季节及气候骤变时。室内居住拥挤、通风不良、空气污浊，致病微生物增多，易发生肺炎。此外有营养不良、维生素 D 缺乏性佝偻病、先天性心脏病等并存症及低出生体重儿、免疫缺陷者均易发生本病。

一、病因

最常见为细菌和病毒感染，也可由病毒和细菌混合感染。发达国家儿童肺炎病原体以病毒为主，主要有合胞病毒（RSV）、腺病毒（ADV）、流感病毒、副流感病毒及鼻病毒等。发展中国家则以细菌为主，细菌感染仍以肺炎链球菌多见，近年来支原体、衣原体和流感嗜血杆菌感染有增加的趋势。病原体常由呼吸道入侵，少数经血行入肺。

二、病理

病理变化以肺组织充血、水肿、炎症细胞浸润为主。肺泡内充满渗出物，经肺泡壁通道向周围组织蔓延，呈点片状炎症病灶。若病变融合成片，可累及多个肺小叶或更为广泛。当小支气管、毛细支气管发生炎症时，可导致管腔部分或完全阻塞而引起肺气肿或肺不张。

不同病原体造成肺炎的病理改变亦不同：细菌性肺炎以肺实质受累为主；而病毒性肺炎则以间质受累为主，亦可累及肺泡。临床上支气管肺炎与间质性肺炎常同时并存。

三、病理生理

主要变化是由于支气管、肺泡炎症引起通气和换气障碍，导致缺氧和二氧化碳潴留，从而产生的一系列病理生理改变。

（一）呼吸功能不全

由于通气和换气障碍，氧进入肺泡以及氧自肺泡弥散至血液和二氧化碳（CO_2）排出均发生障碍，血液含氧量下降，动脉血氧分压（PaO_2）和动脉血氧饱和度（SaO_2）均降低，致低氧血症，血 CO_2 浓度升高。当 $SaO_2<85\%$，还原型血红蛋白>50 g/L 时，则出现发绀现象。肺炎早期可仅有缺氧，无明显 CO_2 潴留。为代偿缺氧，呼吸和心率加快以增加每分通气量和改善通气血流比，随着病情的进展，通气和换气功能严重障碍，在缺氧的基础上出现 CO_2 潴留。此时 PaO_2 和 SaO_2 下降，$PaCO_2$ 升高，当 $PaO_2<60$ mmHg 和（或）$PaCO_2>50$ mmHg 时即为呼吸衰竭。为增加呼吸深度以吸进更多的氧，辅助呼吸肌也参与活动，因而出现鼻翼扇动和吸气性凹陷。

（二）酸碱平衡失调及电解质紊乱

严重缺氧时，体内需氧代谢发生障碍，无氧酵解增强，酸性代谢产物增加，加上高热、进食少、脂肪分解等因素，常引起代谢性酸中毒；同时由于 CO_2 排出受阻，可产生呼吸性酸中毒。因此，严重者存在不同程度的混合性酸中毒。6 个月以上的儿童，因呼吸代偿功能稍强，通过加深加快呼吸，加快排出 CO_2，可致呼吸性碱中毒，血 pH 变化不大，影响较小；而 6 个月以下的儿童，代偿能力较差，CO_2 潴留往往明显，甚至发生呼吸衰竭。缺氧和 CO_2 潴留导致肾小动脉痉挛而引起水钠潴留，且重症肺炎缺氧时常有抗利尿激素（ADH）分泌增加，加上缺氧使细胞膜通透性改变、钠泵功能失调，使 Na^+ 进入细胞内，造成低钠血症。

（三）心血管系统

病原体和毒素侵袭心肌，引起心肌炎；缺氧使肺小动脉反射性收缩，肺循环压力增高，使右心负荷增加。肺动脉高压和中毒性心肌炎是诱发心力衰竭的主要原因。重症患儿常出现微循环障碍、休克，甚至弥散性血管内凝血（DIC）。

（四）神经系统

严重缺氧和 CO_2 潴留使血与脑脊液 pH 降低，高碳酸血症使脑血管扩张、血流减慢、血管通透性增加，致使颅内压增加。严重缺氧使脑细胞无氧代谢增加，造成乳酸堆积、ATP 生成减少和 Na^+-K^+ 离子泵转运功能障碍，引起脑细胞内水钠潴留，形成脑水肿。病原体的毒素作用亦可引起脑水肿。

（五）胃肠道功能紊乱

低氧血症和病原体毒素可使胃肠黏膜糜烂、出血，上皮细胞坏死脱落，导致黏膜屏障功能破坏，使胃肠功能紊乱，出现腹泻、呕吐，甚至发生缺氧中毒性肠麻痹。毛细血管通透性增高，可致消化道出血。

四、临床表现

2 岁以下的婴幼儿多见，起病多数较急，发病前数日多先有上呼吸道感染，主要临床表现为发热、咳嗽、气促、肺部固定中细湿啰音。

（一）主要症状

1. 发热

热型不定，多为不规则热，亦可为弛张热或稽留热。值得注意的是，新生儿、重度营养不良患儿体温可不升或低于正常。

2. 咳嗽

较频繁，早期为刺激性干咳，极期咳嗽反而减轻，恢复期咳嗽有痰。

3. 气促

多在发热、咳嗽后出现。

4. 全身症状

精神不振、食欲减退、烦躁不安，轻度腹泻或呕吐。

（二）体征

1. 呼吸增快

40~80 次/分，并可见鼻翼扇动和吸气性凹陷。

2. 发绀

口周、鼻唇沟和指（趾）端发绀，轻症患儿可无发绀。

3. 肺部啰音

早期不明显，可有呼吸音粗糙、减低，以后可闻及固定的中细湿啰音，以背部两侧下方及脊柱两旁较多，于深吸气末更为明显。肺部叩诊多正常，病灶融合时可出现实变体征。

（三）重症肺炎的表现

重症肺炎由于严重的缺氧及毒血症，除有呼吸衰竭外，可发生心血管、神经和消化等系统严重功能障碍。

1. 心血管系统

可发生心肌炎、心包炎等，有先天性心脏病者易发生心力衰竭。肺炎合并心力衰竭时可有以下表现：①安静状态下呼吸突然加快>60 次/分；②安静状态下心率突然增快>180 次/分；③突然极度烦躁不安，明显发绀，面色苍白或发灰，指（趾）甲微血管再充盈时间延长，以上 3 项不能用发热、肺炎本身和其他合并症解释；④心音低钝、奔马律，颈静脉怒张；⑤肝脏迅速增大；⑥少尿或无尿，眼睑或双下肢水肿，亦有学者认为上述症状为肺炎本身的表现。

2. 神经系统

在确诊肺炎后出现下列症状与体征，可考虑为缺氧中毒性脑病：①烦躁、嗜睡、眼球上窜、凝视；②球结膜水肿，前囟隆起；③昏睡、昏迷、惊厥；④瞳孔改变，对光反射迟钝或消失；⑤呼吸节律不整，呼吸心跳解离（有心跳，无呼吸）；⑥有脑膜刺激征，脑脊液检查除压力增高外，其他均正常。在肺炎的基础上，除外热性惊厥、低血糖、低血钙及中枢神经系统感染（脑炎、脑膜炎），如有①、②项则提示脑水肿，伴其他 1 项以上者可确诊。

3. 消化系统

严重者发生缺氧中毒性肠麻痹时，表现为频繁呕吐、严重腹胀、呼吸困难加重，听诊肠鸣音消失。重症患儿还可呕吐咖啡样物，大便潜血阳性或柏油样便。

4. 抗利尿激素异常分泌综合征

①血钠≤130 mmol/L，血渗透压<275 mmol/L；②肾脏排钠增加，尿钠≥20mmol/L；③临床上无血容量不足，皮肤弹性正常；④尿渗透摩尔浓度高于血渗透摩尔浓度；⑤肾功能正常；⑥肾上腺皮质功能正常；⑦ADH 升高。若 ADH 不升高，则可能为稀释性低钠血症。抗利尿激素分泌失调综合征（SIADH）与缺氧中毒性脑病有时表现类似，但治疗却完全不同，应注意检查血钠以资鉴别。

5. 弥散性血管内凝血（DIC）

可表现为血压下降、四肢凉、脉速而弱，皮肤、黏膜及胃肠道出血。

五、严重度评估

WHO 推荐 2 月龄~5 岁儿童出现胸壁吸气性凹陷或鼻翼扇动或呻吟之一表现者，提示有低氧血症，为重度肺炎。如果出现中心性发绀、严重呼吸窘迫、拒食或脱水征、意识障碍（嗜睡、昏迷、惊厥）之一表现者为极重度肺炎，这是重度肺炎的简易判断标准，适用于发展中国家及基层地区。对于住院患儿或条件较好的地区，社区获得性肺炎（CAP）严重度评估还应依据肺部病变范围、有无低氧血症以及有无肺内外并发症表现等判断。

六、并发症

早期合理治疗者并发症少见。若延误诊断或病原体致病力强，则可引起并发症，如胸腔积液（如脓胸）、脓气胸、肺大疱、肺不张、支气管扩张等。

（一）脓胸

临床表现有高热不退、呼吸困难加重；患侧呼吸运动受限；语颤减弱；叩诊呈浊音；听诊呼吸音减弱，其上方有时可听到管状呼吸音。当积脓较多时，患侧肋间隙饱满，纵隔和气管向健侧移位。胸部 X 线（立位）示患侧肋膈角变钝，或呈反抛物线状阴影。胸腔穿刺可抽出脓液。

（二）脓气胸

肺脏边缘的脓肿破裂并与肺泡或小支气管相通，即造成脓气胸，表现为突然呼吸困难加剧、剧烈咳嗽、烦躁不安、面色发绀。胸部叩诊积液上方呈鼓音，听诊呼吸音减弱或消失。若支气管破裂处形成活瓣，气体只进不出，形成张力性气胸，可危及生命，必须积极抢救。立位 X 线检查可见液气面。

（三）肺大疱

由于细支气管形成活瓣性部分阻塞，气体进得多、出得少或只进不出，肺泡扩大、破裂而形成肺大疱，可 1 个亦可多个。体积小者无症状，体积大者可引起呼吸困难。X 线可见薄壁空洞。

（四）肺脓肿

由于化脓性感染造成肺实质的空洞性损害，并形成脓腔。肺脓肿常见的病原有金黄色葡萄球菌、克雷伯杆菌等。脓肿可侵及胸膜或破溃至胸膜腔引发脓胸。起病通常隐匿，有发热、不适、食欲缺乏和体重下降等。极期可有细菌性肺炎的临床表现：咳嗽，常伴有咯血，未经治疗的患儿可在病程 10 日左右咳恶臭味脓痰；呼吸困难、高热、胸痛；白细胞显著升高；X 线片可见圆形阴影，如与支气管相通则脓腔内有液平面，周围有炎性浸润影。脓肿可单发或多发，治疗后可留有少许纤维索条影。

以上 4 种并发症多见于金黄色葡萄球菌肺炎、耐药肺炎链球菌肺炎和某些革兰氏阴性杆菌肺炎。

（五）支气管扩张

肺炎部位支气管阻塞，腔内淤滞的分泌物造成对支气管壁的压力，日久造成远端扩张。同时扩张的支气管，由于分泌物堆积，容易反复感染。感染和支气管阻塞是支气管扩张的两个基本致病因素，而且呈恶性循环。临床表现为反复咳嗽、咳痰，部分可有咯血，大多数可在肺底闻及湿啰音，部分患儿可有干啰音，病史长的患儿可出现生长发育落后、营养不良，杵状指（趾）的出现早晚不一，且并非必然出现。X 线片上，轻度时肺纹理粗重，病变严重时可见卷发影或呈蜂窝状，常伴肺不张及炎症浸润影。X 线片由于分辨率不高，易遗漏部分支气管扩张病变，而肺部 CT，尤其高分辨率 CT（HRCT）能细致地显示病变，不易漏诊。

在肺 CT 上支气管扩张的特点主要为支气管宽度是伴行的血管宽度的 1.5 倍以上。近年来，HRCT 已代替支气管造影，对临床高度疑似支气管扩张症患儿，首选 HRCT 检查协助诊断。

七、辅助检查

（一）外周血检查

1. 白细胞检查

细菌性肺炎白细胞计数升高，中性粒细胞增多，并有核左移现象，胞质可有中毒颗粒。病毒性肺炎的白细胞计数大多正常或偏低，亦有少数升高者，时有淋巴细胞增高或出现异型淋巴细胞。

2. C-反应蛋白（CRP）

细菌感染时血清 CRP 值多上升，非细菌感染时则上升不明显。

3. 前降钙素（PCT）

细菌感染时可升高，抗菌药物治疗有效时，可迅速下降。

（二）病原学检查

1. 细菌学检查

（1）细菌培养和涂片：采集气管吸取物、肺泡灌洗液、胸腔积液、脓液和血标本做细菌培养和鉴定，同时进行药物敏感试验，对明确细菌性病原和指导治疗有意义。亦可做涂片染色镜检进行初筛试验。

（2）其他检查：血清学检测肺炎链球菌荚膜多糖抗体水平；荧光多重 PCR 检测细菌特异基因，如肺炎链球菌编码溶血素基因。

2. 病毒学检查

（1）病毒分离：感染肺组织、支气管肺泡灌洗液、鼻咽分泌物病毒培养、分离是病毒病原诊断的可靠方法。

（2）病毒抗体检测：经典的方法有免疫荧光试验（IFA）、酶联免疫吸附试验（ELISA）等。特异性抗病毒 IgM 升高可早期诊断。血清特异性 IgG 抗体滴度进行性升高，急性期和恢复期（间隔 2~4 周）IgG 抗体升高≥4 倍为阳性，但由于费时太长，往往只作为回顾性诊断，限制了其临床实际应用。

（3）病毒抗原检测：采取咽拭子、鼻咽分泌物、气管吸取物或肺泡灌洗液涂片，或快速培养后细胞涂片，使用病毒特异性抗体（包括单克隆抗体）免疫荧光技术、免疫酶法或放射免疫法可发现特异性病毒抗原。

（4）病毒特异性基因检测：采用核酸分子杂交技术或聚合酶链反应（PCR）、反转录 PCR 等技术检测呼吸道分泌物中病毒基因片段。

3. 其他病原学检查

（1）肺炎支原体（MP）。①冷凝集试验：≥1∶32 为阳性标准，该试验为非特异性，可作为过筛试验。②特异性诊断：包括 MP 分离培养或特异性 IgM 和 IgG 抗体测定。临床上常用明胶颗粒凝集试验检测 MP 的 IgM 和 IgG 混合抗体，单次 MP 抗体滴度≥1∶160 可作为诊断 MP 近期或急性感染的参考。恢复期和急性期 MP 抗体滴度呈 4 倍或 4 倍以上升高或降低时，可确诊为 MP 感染；基因探针及 PCR 技术检测 MP 的特异性强、敏感性高，但应避免发生污染。

（2）衣原体：能引起肺炎的衣原体为沙眼衣原体（CT）、肺炎衣原体（CP）和鹦鹉热衣原体。细胞培养用于诊断 CT 和 CP。直接免疫荧光或吉姆萨染色法可检测 CT。其他方法有酶联免疫吸附试验、放射免疫电泳法检测双份血清特异性抗原或抗体，核酸探针及 PCR 技术检测基因片段。

（3）嗜肺军团菌（Legionella pneumophila，LP）：血清特异性抗体测定是目前临床诊断 LP 感染最常用的实验室证据。

（三）胸部 X 线检查

早期肺纹理增强，透光度减低；以后两肺下野、中内带出现大小不等的点状或小斑片状影，或融合成大片状阴影，甚至波及节段。可有肺气肿、肺不张。伴发脓胸时，早期患侧肋膈角变钝；积液较多时，可呈反抛物线状阴影，纵隔、心脏向健侧移位。并发脓气胸时，患侧胸腔可见液平面。肺大疱时则见完整薄壁、无液平面的大疱。肺脓肿时可见圆形阴影，脓腔的边缘较厚，其周围的肺组织有炎性浸润。支气管扩张时中下肺可见环状透光阴影，呈卷发状或蜂窝状，常伴肺段或肺叶不张及炎症浸润影。间质性肺疾病时，主要显示弥漫性网点状的阴影，或磨玻璃样影。对于一般状况良好且可以在门诊治疗的疑似肺炎患儿，无需常规行胸片检查。胸部 X 线检查未能显示肺炎征象而临床又高度怀疑肺炎、难以明确炎症部位、需同时了解有无纵隔内病变等，可行胸部 CT 检查。但需注意，胸部

CT 扫描和胸部侧位片不宜列为常规。对于临床上肺炎已康复，一般状况良好的患儿，无需反复胸部 X 线检查。

八、诊断

支气管肺炎的诊断比较简单，一般有发热、咳嗽、呼吸急促的症状，肺部听诊闻及中、细湿啰音和（或）胸部影像学有肺炎的改变均可诊断为支气管肺炎。

确诊支气管肺炎后应进一步了解引起肺炎的可能病原体和病情的轻重。若为反复发作者，还应尽可能明确导致反复感染的原发疾病或诱因，如原发性或继发性免疫缺陷病、呼吸道局部畸形或结构异常、支气管异物、先天性心脏病、营养不良和环境因素等。此外，还要注意是否有并发症。

九、鉴别诊断

（一）急性支气管炎

一般不发热或仅有低热，全身状况好，以咳嗽为主要症状，肺部可闻及干湿啰音，多不固定，随咳嗽而改变。胸部 X 线检查示肺纹理增多、排列紊乱。若鉴别困难，则按肺炎处理。

（二）支气管异物

有异物吸入史，突然出现呛咳，可有肺不张和肺气肿，可资鉴别。若病程迁延，有继发感染则类似肺炎或合并肺炎，需注意鉴别。

（三）支气管哮喘

儿童哮喘可无明显喘息发作，主要表现为持续性咳嗽，胸部 X 线检查示肺纹理增多、排列紊乱和肺气肿，易与本病混淆。患儿具有过敏体质，肺功能检查及支气管激发和支气管舒张试验有助于鉴别。

（四）肺结核

一般有结核接触史，结核菌素试验阳性，胸部 X 线检查示肺部有结核病灶可资鉴别。粟粒性肺结核可有气促和发绀，从而与肺炎极其相似，但肺部啰音不明显。

十、治疗

采用综合治疗，原则为改善通气、控制炎症、对症治疗、防止和治疗并发症。

（一）一般治疗及护理

室内空气要流通，以温度 18~20℃、湿度 60% 为宜。给予营养丰富的饮食，重症患儿进食困难，可给予肠道外营养。经常变换体位，以减少肺部瘀血，促进炎症吸收。注意隔离，以防交叉感染。

注意水、电解质的补充，纠正酸中毒和电解质紊乱，适当的液体补充还有助于气道的湿化，但要注意输液速度，过快可加重心脏负担。

（二）抗感染治疗

1. 抗菌药物治疗

明确为细菌感染或病毒感染继发细菌感染者应使用抗菌药物。

（1）抗菌药物治疗的原则如下。①有效和安全是选择抗菌药物的首要原则。②在使用抗菌药物前应采集合适的呼吸道分泌物或血标本进行细菌培养和药物敏感试验，以指导治疗；在未获培养结果前，可根据经验选择敏感药物。③选用的药物在肺组织中应有较高的浓度。④轻症患者口服抗菌药物有效且安全，对重症肺炎或因呕吐等致口服难以吸收者，可考虑胃肠道外抗菌药物治疗。⑤选用适宜剂量、合适疗程。⑥重症患儿宜静脉联合用药。

（2）根据不同病原选择抗菌药物。①肺炎链球菌：青霉素敏感者首选青霉素或阿莫西林；青霉素中介者，首选大剂量青霉素或阿莫西林；耐药者首选头孢曲松、头孢噻肟、万古霉素；青霉素过敏者选用大环内酯类抗生素，如红霉素等。②金黄色葡萄球菌：甲氧西林敏感者首选苯唑西林钠或氯唑西林，耐药者选用万古霉素或联用利福平。③流感嗜血杆菌：首选阿莫西林/克拉维酸、氨苄西林/舒巴坦。④大肠埃希菌和肺炎克雷伯杆菌：不产超广谱 β 内酰胺酶（ESBLs）菌首选头孢他啶、头孢哌酮；产 ESBLs 菌首选亚胺培南、美罗培南。⑤铜绿假单胞菌（绿脓杆菌）首选替卡西林/克拉维酸。⑥卡他莫拉菌：首选阿莫西林/克拉维酸。⑦肺炎支原体和衣原体：首选大环内酯类抗生素，如阿奇霉素、红霉素及罗红霉素。

（3）用药时间：一般用至热退且平稳、全身症状明显改善、呼吸道症状部分改善后 3~5 天。病原微生物不同、病情轻重不等、存在菌血症与否等因素均影响肺炎疗程。一般肺炎链球菌肺炎疗程 7~10 天，MP 肺炎、CP 肺炎疗程 10~14 天，个别严重者可适当延长。葡萄球菌肺炎在体温正常后 1~3 周可停药，一般总疗程≥6 周。

2. 抗病毒治疗

目前有肯定疗效的抗病毒药物很少，加之副作用大，使抗病毒治疗受到很大制约。①利巴韦林（病毒唑）：对 RSV 有体外活性，但吸入利巴韦林治疗 RSV 所致 CAP 的有效性仍存在争议，考虑到药物疗效与安全性问题，不推荐用于 RSV 肺炎治疗。②α-干扰素（interferon-α，IFN-α）：临床上应用少，5~7 天为 1 个疗程，亦可雾化吸入，但疗效存在争议。若为流感病毒感染，可用磷酸奥司他韦口服。部分中药制剂有一定抗病毒疗效。

（三）对症治疗

1. 氧疗

有缺氧表现，如烦躁、发绀或动脉血氧分压<60 mmHg 时需吸氧，多用鼻前庭导管给氧，经湿化的氧气的流量为 0.5~1 L/min，氧浓度不超过 40%。新生儿或婴幼儿可用面罩、氧帐、鼻塞给氧，面罩给氧流量为 2~4 L/min，氧浓度为 50%~60%。

2. 气道管理

及时清除鼻痂、鼻腔分泌物和吸痰，以保持呼吸道通畅，改善通气功能。气道的湿化非常重要，有利于痰液的排出。雾化吸入有助于解除支气管痉挛和水肿。分泌物堆积于下呼吸道，经湿化和雾化仍不能排除，使呼吸衰竭加重时，应行气管插管以利于清除痰液。严重病例宜短期使用机械通气（人工呼吸机），接受机械通气者尤应注意气道湿化、变换体位和拍背，保持气道湿度和通畅。

3. 腹胀的治疗

低钾血症者，应补充钾盐。缺氧中毒性肠麻痹时，应禁食和胃肠减压，亦可使用酚妥拉明，每次 0.3~0.5 mg/kg，加 5% 葡萄糖 20 mL 静脉滴注，每次最大量≤10 mg。

4. 其他

高热者给予药物降温，如口服对乙酰氨基酚或布洛芬。虽然在对乙酰氨基酚退热基础上联合温水擦浴短时间内退热效果更好些，但会明显增加患儿不适感，不推荐使用温水擦浴退热，更不推荐冰水或乙醇擦浴方法退热。若伴烦躁不安，可给予水合氯醛或苯巴比妥，每次 5 mg/kg 肌注。

（四）糖皮质激素

可减少炎症渗出，解除支气管痉挛，改善血管通透性和微循环，降低颅内压。使用指征为：①严重喘憋或呼吸衰竭；②全身中毒症状明显；③合并感染中毒性休克；④出现脑水肿；⑤胸腔短期有较大量渗出。上述情况可短期应用激素，可用甲泼尼龙 1~2 mg/（kg·d）、琥珀酸氢化可的松 5~10 mg/（kg·d）或用地塞米松 0.1~0.3 mg/（kg·d）加入瓶中静脉点滴，疗程 3~5 天。

（五）并发症及并存症的治疗

1. 肺炎合并心力衰竭的治疗

治疗时具体有吸氧、镇静、利尿、强心、应用血管活性药物。①利尿：可用呋塞米、依他尼酸，剂量为每次 1 mg/kg，稀释成 2 mg/mL，静注或加滴壶中静点；亦可口服呋塞米、依他尼酸或氢氯噻嗪等。②强心药：可使用地高辛或毛花苷丙静脉注射。③血管活性药物：酚妥拉明每次 0.5~1.0 mg/kg，最大剂量不超过每次 10 mg，肌注或静注，必要时间隔 1~4 小时重复使用；亦可用卡托普利和硝普钠。

2. 肺炎合并缺氧中毒性脑病的治疗

具体有脱水疗法、改善通气、扩血管、止痉、糖皮质激素、促进脑细胞恢复。①脱水疗法：主要使用甘露醇，根据病情每次 0.25~1.0 g/kg，每 6 小时 1 次。②改善通气：必要时应予人工辅助通气、间歇正压通气，疗效明显且稳定后应及时改为正常通气。③扩血管药物：可缓解脑血管痉挛、改善脑微循环，从而减轻脑水肿，常用酚妥拉明、山莨菪碱。酚妥拉明每次 0.5~1.0 mg/kg，新生儿每次≤3mg，婴幼儿每次≤10 mg，静脉快速滴注，每 2~6 小时 1 次；山莨菪碱每次 1~2 mg/kg，视病情需要，可以 10~15 分钟 1 次，或 2~4 小时 1 次，也可静脉滴注维持。④止痉：一般选用地西泮，每次 0.2~0.3 mg/kg，静脉注射，1~

2小时可重复1次；也可采用人工冬眠疗法。⑤糖皮质激素的使用：可非特异性抗炎、减少血管与血-脑屏障的通透性，故可用于治疗脑水肿。常用地塞米松，每次0.25 mg/kg，静脉滴注，每6小时1次，2~3天后逐渐减量或停药。⑥促进脑细胞恢复的药物：常用的有ATP、胞磷胆碱、维生素B_1和维生素B_6等。

3. SIADH的治疗

与肺炎合并稀释性低钠血症治疗是相同的。原则为限制水入量，补充高渗盐水。当血钠为120~130 mmol/L，无明显症状时，主要措施是限制水的摄入量，以缓解低渗状态。

4. 脓胸和脓气胸者

应及时进行穿刺引流，若脓液黏稠，经反复穿刺抽脓不畅或发生张力性气胸时，宜行胸腔闭式引流。

3. 并存疾病者

对并存佝偻病、贫血、营养不良者，应给予相应治疗。

（六）　生物制剂

重症患儿可酌情给予血浆和静脉注射用免疫球蛋白（IVIG），含有特异性抗体，如RSV-IgG抗体，可用于重症患儿，IVIG 400mg/（kg·d），3~5天为1个疗程。

参考文献

［1］ 孙钰玮，赵小菲. 儿科学［M］. 北京：中国医药科技出版社，2017.

［2］ 罗开源，李新维. 儿科学［M］. 北京：中国医药科技出版社，2014.

［3］ 尼尔逊. 儿科学［M］. 毛萌，桂永浩，主译. 西安：世界图书出版西安有限公司，2017.

［4］ 刘奉，张彤. 儿科学［M］. 武汉：华中科技大学出版社，2015.